临床实用护理操作掌中宝

主　编：彭小苑　范琳燕

副主编：胡　媛　黎小霞

编　委（按姓氏拼音排序）：

谷忠建　樊君娜　胡超燕　侯文敏

李巧萍　李春梅　廖春容　欧阳艳菲

庞雪利　邱俊玲　苏毅棠　王校宇

吴　娟　吴　卓　钟　文

SPM 南方出版传媒

广东科技出版社｜全国优秀出版社

·广州·

图书在版编目（CIP）数据

临床实用护理操作掌中宝 / 彭小苑，范琳燕主编.
—广州：广东科技出版社，2019.9
ISBN 978-7-5359-7157-9

Ⅰ. ①临… Ⅱ. ①彭…②范… Ⅲ. ①护理学
Ⅳ. ①R47

中国版本图书馆CIP数据核字(2019)第139014号

临床实用护理操作掌中宝
Linchuang Shiyong Huli Caozuo Zhangzhongbao

出 版 人：朱文清
责任编辑：曾永琳　马霄行
封面设计：友间文化
责任校对：陈静
责任印制：林记松
出版发行：广东科技出版社
（广州市环市东路水荫路11号　邮政编码：510075）
销售热线：020-37592148/37607413
http：//www.gdstp.com.cn
E-maiL：gdkjzbb@gdstp.com.cn（编务室）
经　　销：广东新华发行集团股份有限公司
排　　版：广州市友间文化传播有限公司
印　　刷：佛山市浩文彩色印刷有限公司印刷
（南海区狮山科技工业园A区　邮政编码：528225）
规　　格：889mm×1 194mm 1/64　印张5.75　字数180千
版　　次：2019年9月第1版
2019年9月第1次印刷
定　　价：23.00元

前　言

本书以“责任制整体护理”理念及国家卫生和计划生育委员会办公厅印发的《新入职护士规范培训大纲（试行）》为主线编写，内容分为两大部分，四个章节，包括临床基本护理评估技术、临床常见症状预警评估、基础护理操作技术、急救护理操作技术。

本书贴近临床实际，言简意赅，重点突出，适用新入职护士规范化培训、护士在职培训、实习生带教、护士（护生）操作考核评分依据的使用工具用书，对护士执业资格考试及晋升考试也具有参考价值。

序　言

目前，以“人的健康为中心”的医学模式，要求护士在临床工作中不仅要具有规范的技术，在实施各项护理技术及面对患者各种症状时还要具备独立判断、决策、执行的能力。编者们为顺应临床实际需求，编写《临床实用护理操作掌中宝》一书，本书以“责任制整体护理”理念及国家卫生和计划生育委员会办公厅印发的《新入职护士规范培训大纲（试行）》为主线进行编写，全书分为两大部分，四个章节，包括基本护理评估、临床常见症状预警评估、基础护理操作、急救护理操作。

本书编者们广泛参阅了国内外有关教材和专著，立足护理发展的实际，并结合临床实践经验，在内容选择及编写上特别注重体现护理专业实践性强的特点，在基础操作部分精心挑选的内容都是临床具有一定难度的。全书内容力求精练、实用、重点突出、紧密结合临床工作，注重培养护士科学的临床思维、工作方法及综合应用学科知识正确处理临床疾病的能力。操作方法以流程的形式呈现，在操作关键点涵盖注意事项及相关知识，并结合表格式的评分标准，突出了实用性、连续性和规范性，使操作更贴近临床护理工作实际。本书有效地将护理技术和评估结合起来并以掌中宝的形式进行呈现，方便护士在临床实际工作中随身携带、随时查阅。

主编简介

彭小苑：广州中医药大学第三附属医院护理部主任、广州中医药大学第三临床医学院护理教研室主任、广东省中医药学会护理专业委员会副主任委员、主任护师、赴港骨科专科护士。主编著作《骨科健康教育手册》，参编《护士核心能力读本·创伤骨科护理篇》《临床护理文书规范·专科篇》，主持完成科研课题5项，发表学术论文30余篇。

目　录

第一部分　护理评估技术

第二部分　护理操作技术

第一部分　护理评估技术

第一章　护理评估技术

第一节　一般状态评估

一、生命体征的评估

生命体征是体温、脉搏、血压和呼吸的总称。

（一）体温的评估

1. 正常体温及生理变化评估

（1）正常体温：通常是指一定的温度范围。临床上以口腔、直肠、腋窝温度为标准，可用摄氏度（℃）和华氏度（℉）表示，℃=（℉−32）×5/9；℉=℃×9/5+32。成人体温平均正常值如下表1-1-1-1。

表1-1-1-1　成人体温平均正常值

部位	平均温度	正常范围
口温	37.0℃ （98.6℉）	36.3～37.2℃ （97.3～99.0℉）

续表

部位	平均温度	正常范围
肛温	37.5℃ （99.5℉）	36.5～37.7℃ （97.7～99.9℉）
腋温	36.5℃ （97.7℉）	36.0～37.0℃ （96.8～98.6℉）

（2）生理变化评估：体温可随昼夜、年龄、性别、情绪等因素变化而在一定范围内出现生理性波动，但波动一般不超过0.5～1.0℃。

2. 异常体温的评估

（1）体温过高（hyperthermia）：又称发热，由于致热原作用于体温调节中枢或体温调节中枢功能障碍等原因，使产热增加而散热减少，导致体温超过正常范围。

发热程度的判断：以口腔温度为例，发热程度划分为低热37.3～38.0℃（99.1～100.4℉）；中等热38.1～39.0℃（100.6～102.2℉）；高热39.1～41.0℃（102.4～105.8℉）；超高热41℃（105.8℉）以上。

发热的临床过程可分为以下3个阶段。体温上升期：产热大于散热；高热持续期：产热和散热在较高水平上趋于平衡；退热期：散热大于产热，体温恢复至正常。

热型（fever type）：是指各种体温曲线的形态。常见热型有4种。

稽留热（constant fever）：体温持续在39～40℃以上达数天或数周，24小时波动范围不超过1℃。

弛张热（remittent fever）：体温在39℃以上，24小时体温差在1℃以上，最低体温仍高于正常水平。

间歇热（intermittent fever）：体温骤然升高至39℃以上，持续数小时或更长，然后下降至正常或正常以下，经过一个间歇，又反复发作。即高热与正常体温交替出现。

不规则热（irregular fever）：体温在24小时中变化不规则，持续时间不定。

（2）体温过低（hypothermia）：由各种原因引起的产热减少或散热增加导致体温低于正常范围，称为体温过低。

体温过低程度的评估可分为以下几个阶段。轻度：32.1～35℃（89.8～95.0℉）；中度：30～32℃（86.0～89.6℉）；重度：＜30℃（86.0℉）瞳孔散大，对光反射消失；致死温度：23～25℃（73.4～77.0℉）。

（二）脉搏的评估

在每个心动周期中，动脉内的压力随着心脏的收缩和舒张而发生的周期性波动所引起的动脉管壁的搏动，称为动脉脉搏（arterial pulse），简称脉搏（pulse）。

1. 正常脉搏生理变化的评估

（1）脉率（pulse rate）：脉率是指每分钟脉搏搏动的次数（频率）。正常成年人在安静状态下脉率为60～100次/分钟。

（2）脉律（pulse rhythm）：脉律是指脉搏的节律性。它反映了左心室的收缩情况，正常脉律跳动均匀规则，间隔时间相等。

（3）脉搏的强弱：是指触诊时血液流经血管的一种感觉。正常情况下每搏强弱相同。

（4）动脉壁的情况：触诊时可感觉到的动脉壁的性质。正常动脉壁光滑、柔软，且有弹性。

2．异常脉搏的评估

（1）脉率异常

心动过速（tachycardia）指成年人在安静状态下脉率＞100次/分钟。一般体温每升高1℃，成年人脉率约增加10次/分钟，儿童则增加15次/分钟。

心动过缓（bradycardia）指成年人在安静状态下脉率低于60次/分钟。

（2）节律异常

间歇脉（intermittent pulse）：在一系列正常、

规则的脉搏中，出现一次提前而较弱的脉搏，其后有一较正常延长的间歇（代偿间歇），称为间歇脉。如每隔一个或两个正常搏动后出现一次期前收缩，则前者称为二联律，后者称为三联律。

脉搏短绌（pulse deficit）：在单位时间内脉率少于心率。

（3）强弱异常

洪脉（bounding pulse）：当心输出量增加、外周动脉阻力较小，动脉充盈度和脉压较大时，脉搏强而大，称为洪脉。

细脉（small pulse）或丝脉（thready pulse）：当心输出量减少，外周动脉阻力较大，动脉充盈度降低时，脉搏弱而小，扪之如细丝，称细脉。

交替脉（alternating pulse）：是指一种节律正常，而强弱交替出现的脉搏。主要由于心室的收缩强弱交替出现而引起。

水冲脉（water hammer pulse）：脉搏骤起骤落，急促而有力。主要由于收缩压偏高，舒张压偏低使脉压增大所致。

奇脉（paradoxical pulse）：吸气时脉搏明显减弱或消失，称为奇脉。

（4）动脉壁异常：由于动脉管壁的弹性纤维减少，胶原纤维增加，使血管壁变硬而失去弹性，呈条索状或迂曲状，触诊时犹如按在琴弦上。

（三）血压的评估

血压（blood pressure）是血管内流动的血液对血管壁的侧压力，一般所说的血压是指体循环的动脉血压。

1. 正常血压生理变化的评估

（1）正常血压：一般以肱动脉为标准。正常成年人安静状态下的血压范围为收缩压90～139mmHg（12～18.5kPa），舒张压60～89mmHg（8～11.8kPa），脉压30～40mmHg（4～5.3kPa）。

（2）生理变化：与年龄、性别、昼夜和睡眠、环境、体位、身体不同部位以及情绪波动有关。

2. 异常血压的评估

正常人的血压波动范围较小，保持相对恒定状态。当血压超过了正常范围即为异常血压。

（1）高血压（hypertension）：指在未使用降压药物的情况下，18岁以上成年人收缩压≥140mmHg和（或）舒张压≥90mmHg。中国高血压分类标准如下表1-1-1-2（若收缩压、舒张压分属不同等级，则以较高的分级为准）。

表1-1-1-2　中国高血压分类标准

分级	收缩压（mmHg）	项目	舒张压（mmHg）
正常血压	＜120	和	＜80
正常高值	120～139	和（或）	80～89
高血压	≥140	和（或）	≥90
1级高血压	140～159	和（或）	90～99
2级高血压	160～179	和（或）	100～109
3级高血压	≥180	和（或）	≥110
单纯收缩期高血压	≥140	和	＜90

（2）低血压（hypotension）：血压低于90/60mmHg，称低血压。部分健康人，其血压长期低于90/60mmHg，但无任何不适症状，属于生理性低血压状态。

（3）脉压异常

脉压增大：常见于主动脉硬化、主动脉瓣关闭不全、动静脉瘘、甲状腺功能亢进。

脉压减小：常见于心包积液、缩窄性心包炎、末梢循环衰竭。

（四）呼吸的评估

机体在新陈代谢过程中，需要不断地从外界环境中摄取氧气并把自身产生的二氧化碳排出体外，这种机体与环境之间进行气体交换的过程，称为呼吸（respiration）。

1．正常呼吸及生理变化的评估

（1）正常呼吸：正常成年人安静状态下呼吸频率为16～20次/分钟，节律规则，呼吸运动均匀无声且不费力。呼吸与脉搏的比例为1∶4，男性及儿童以腹式呼吸为主，女性以胸式呼吸为主。

（2）生理变化：呼吸运动受许多生理因素的影响，在一定范围内波动。

2．异常呼吸的评估

（1）频率异常

呼吸过速（tachypnea）：呼吸频率超过24次/分钟称为呼吸过速，也称气促。

呼吸过缓（bradypnea）：呼吸频率低于12次/分钟，称为呼吸过缓。

（2）深度异常

深度呼吸：又称库斯莫（Kussmaul's）呼吸，是一种深而规则的大呼吸，以排出较多的二氧化碳调节酸碱平衡。

浅快呼吸：是一种浅表而不规则的呼吸，有时呈叹息样。

（3）节律异常

潮式呼吸：又称陈-施（Cheyne-Stokes）呼吸，是一种呼吸由浅慢逐渐变深快，然后再由深快转为浅慢，再经一段时间的呼吸暂停（5～30秒），又开始重复以上的周期性变化，其形态如潮水起伏。潮式呼吸的周期可达30秒至2分钟。

间断呼吸：又称毕奥（Biot's）呼吸。表现为有规律的呼吸几次后，突然停止呼吸，间隔一段时间后又开始呼吸，如此反复交替。即呼吸和呼吸暂停现象交替出现。

（4）声音异常

蝉鸣样呼吸（strident respiration）：表现为吸气时产生一种高调似蝉鸣样的音响，产生机制是由于声带附近阻塞，使空气吸入发生困难。

鼾声呼吸（stertorous respiration）：表现为呼吸时发出一种粗大的鼾声。

（5）形态异常

胸式呼吸减弱，腹式呼吸增强：正常女性以胸式呼吸为主。由于肺、胸膜或胸壁的疾病，均可使胸式呼吸减弱，腹式呼吸增强。

腹式呼吸减弱，胸式呼吸增强：正常男性及儿童以腹式呼吸为主。如腹膜炎、大量腹水、肝脾极度肿大、腹腔内巨大肿瘤等使膈肌下降受限，造成腹式呼吸减弱，胸式呼吸增强。

（6）呼吸困难（dyspnea）是一个常见的症状及体征，临床上可分为：

吸气性呼吸困难：吸气显著困难，吸气时间延长，有明显的三凹征（即吸气时胸骨上窝、锁骨上窝、肋间隙出现凹陷）。由于上呼吸道部分梗阻，气流不能顺利进入肺，吸气时呼吸肌收缩，肺内负压极度增高所致。

呼气性呼吸困难：呼气费力，呼气时间延长。由于下呼吸道部分梗阻，气流呼出不畅所致。

混合性呼吸困难：吸气、呼气均感费力，呼吸频率增加。

二、意识状态、瞳孔评估

（一）意识状态评估

意识状态（consciousness）是人对周围环境和自身状态的认知和察觉能力，为大脑功能活动的综合表现。凡能影响大脑功能活动的疾病都可以引起不同程度的意识改变，称为意识障碍（disturbance of consciousness）。根据意识障碍的程度可将其分为嗜睡、意识模糊、昏睡、昏迷、谵妄。

1．嗜睡

为程度最轻的意识障碍，患者处于持续睡眠状态，可被唤醒，醒后能正确回答问题和做出各种反应，当刺激停止后很快又入睡。

2．意识模糊

为程度深于嗜睡的一种意识障碍。患者能保持简单的精神活动，但对时间、地点、人物的定向能力发生障碍。

3．昏睡

为接近人事不省的意识状态。患者处于熟睡状态，不易唤醒，虽然压迫眶上神经、摇动身体等强烈刺激可被唤醒，但很快又入睡，醒时答话含糊或答非所问。

4．昏迷

为最严重的意识障碍。按程度不同又可分为3个阶段：

（1）轻度昏迷：意识大部分丧失，无自主运动，对声、光刺激无反应。对疼痛刺激尚可出现痛苦表情或肢体退缩等防御反应，角膜反射、瞳孔对光反射、眼球运动和吞咽反射可存在。

（2）中度昏迷：对周围事物或各种刺激均无反应，对剧烈刺激可有防御反应，角膜反射减弱，瞳孔对光反射迟钝，无眼球运动。

（3）深度昏迷：意识完全丧失，全身肌肉松弛，对各种刺激全无反应，深、浅反射消失。

5．谵妄

为一种以兴奋性增高为主的高级神经中枢急性功能失调状态，表现为意识模糊、定向力丧失、幻觉、错觉、躁动不安、言语杂乱等。见于急性感染高热期、某些药物中毒、代谢障碍、循环障碍或中枢神经系统疾患等。

（二）瞳孔评估

瞳孔（pupil）为虹膜中央的孔洞。检查时注意瞳孔的形状、大小、双侧是否等大等圆，对光反射是否正常等。正常瞳孔圆形，直径2～5mm，双侧等大等圆，受到光线刺激后双侧瞳孔立即缩小，移开光源后瞳孔迅速复原。

（1）瞳孔形状改变：青光眼或眼内肿瘤时瞳孔呈椭圆形；虹膜粘连时形状可不规则。

（2）瞳孔大小改变：瞳孔缩小见于虹膜炎症、有机磷农药中毒或毛果芸香碱等药物反应。瞳孔扩大见于外伤、青光眼、癫痫、可卡因等药物反应。双侧瞳孔大小不等提示颅内病变。

（3）瞳孔对光反射迟钝或消失：见于昏迷患者；双侧瞳孔散大伴对光反射消失为濒死的表现。

三、面容与表情评估

面容（facial features）是指面部呈现的状态；表情（expression）是面部情感的表现。健康人表情自然，神态安怡。异常面容评估如下表1-1-1-3。

表1-1-1-3　异常面容评估

面容	特点
急性面容	表情痛苦、面色潮红、兴奋不安、鼻翼扇动、呼吸急促、口唇疱疹等
慢性病容	面容憔悴、面色苍白或晦暗、双目无神
贫血面容	唇舌及结膜色淡、面色苍白、表情疲惫乏力
二尖瓣面容	面色晦暗、口唇发绀、双侧面颊呈紫红色
甲亢面容	眼球凸起、目光闪烁、眼裂变宽、表情兴奋激动易变
满月面容	皮肤发红、面圆如满月，常伴有痤疮，女性有胡须生长
脱水面容	表情淡漠、目光晦暗、面颊消瘦、面容苍白、双眼凹陷，皮肤干燥松弛
面具面容	表情僵硬，面部呆板
苦笑面容	面容呈苦笑状、面肌痉挛、牙关紧闭

续表

面容	特点
病危面容	面肌消瘦、面色苍白或铅灰、表情淡漠、双目无神等
肝病面容	面颊瘦削，面色偏黄、晦暗，面部可有褐色色素沉着，有时可见蜘蛛痣
伤寒面容	表情淡漠，反应迟钝，呈无欲状态
黏液性水肿面容	面色苍白，颜面浮肿，睑厚面宽，目光呆滞，反应迟缓，神情倦怠，眉毛、头发稀疏，舌肥大、色淡
肢端肥大症面容	头大脸长，下颌大且前突，眉弓及颧部隆起，唇舌肥厚，耳鼻增大
先天愚型（唐氏综合征）	出生时即已有明显的特殊面容，低鼻梁，宽眼距，外眼角上斜，有内眦赘皮，脸扁圆
特纳氏综合征	外表呈女性，鱼形唇，颌小，眦上皱褶
马方综合征	头长、额部圆凸，多数患者出生后即有症状，面容显老，表现为一种忧愁的外观
Waardenburg综合征	内眦与泪小点横向异位，眼距宽，鼻梁高而宽。偶有唇、腭裂，前额头发、眉毛及睫毛过早变白

四、体位与步态的评估

（一）体位的评估

常见的体位（position）有自主体位、被动体位和强迫体位。

自主体位（active position）身体活动自如，不受限制，见于正常人、病情较轻和疾病早期患者。

被动体位（passive position）不能自己调整或变换身体的位置，见于极度衰竭或意识丧失者。

强迫体位（compulsive position）为减轻痛苦而被迫采取某种特殊体位。

（二）步态的评估

步态（gait）是指走动时所表现的姿态，某些疾病可导致步态发生显著改变。异常步态评估，主要由骨关节因素和中枢神经损伤两方面导致。

1. 骨关节因素

由于运动损伤、骨关节疾病、先天畸形、截肢、手术等造成的躯干、骨盆、髋、膝、踝、足静态畸形和两下肢长度不一致。疼痛和关节松弛等也对步态产生明显影响。

2. 中枢神经损伤

（1）蹒跚步态：走路时身体左右摇摆似鸭行。

（2）醉酒步态：行走时躯干重心不稳，步态紊乱，如醉酒状。

（3）共济失调步态：起步时一脚高抬，骤然垂落，且双目向下注视，两脚间距很宽，以防身体倾斜，闭目时则不能保持平衡。

（4）慌张步态：起步后小步急速趋行，身体前倾，有难以止步之势。

（5）跨阈步态：由于踝部肌腱、肌肉弛缓，患足下垂，行走时必须抬高下肢才能起步。

（6）剪刀步态：由于双下肢肌张力增高，尤以伸肌和内收肌增高明显，移步时下肢内收过度，两腿交叉呈剪刀状。

五、营养状态的评估

（一）评估方法

营养状态可依据皮肤、毛发、皮下脂肪、肌肉情况，结合年龄、身高和体重进行综合判断。测量一定时期内体重的增减是观察营养状态最常用的方法，应于清晨、空腹、排便排尿后，着单衣裤立于体重计中心进行测量。

必要时还需要进行以下人体测量：

1. 体质指数测量

由于体重受身高影响较大，目前常用体质指数（body mass index, BMI）来衡量体重是否正常。计算方法为：BMI=体重（kg）/身高（m）^{2}。按照世界卫生组织（WHO）标准，BMI 18.5~24.9为正常，25~29.9为超重，≥30为肥胖。按我国标准，成年人BMI的正常范围18.5~24，＜18.5为消瘦，24.0~27.9为超重，≥28为肥胖。

2. 皮褶厚度（skinfold thickness）测量

皮下脂肪可直接反映体内的脂肪量，常用的测量部位是上臂肱三头肌，其正常范围为男性13.1mm±6.6mm，女性为21.5mm±6.9mm。

3. 肌肉厚度测量

肌肉厚度测量可反映肌肉状况，是快速而简便的评价指标。我国成年男性为24.8cm，女性为21.0cm。不同营养状况的身体征象见表1-1-1-4。

表1-1-1-4 不同营养状况的身体征象

项目	营养良好	营养中等	营养不良
外貌	发育良好、精神状态佳，有活力	介于良好和不良之间	消瘦、发育不良、缺乏兴趣、倦怠、疲劳

续表

项目	营养良好	营养中等	营养不良
皮肤	有光泽、弹性好	介于良好和不良之间	无光泽、干燥、弹性差，肤色过淡或过深
毛发	浓密、有光泽		缺乏光泽、干燥稀疏
指甲	粉色、坚实		粗糙、无光泽、易断裂
口唇	柔润、无裂口		肿胀、口角裂、口角炎症
肌肉和骨骼	肌肉结实、皮下脂肪丰满、有弹性、骨骼无畸形		肌肉松弛无力、皮下脂肪菲薄、肋间隙及锁骨上窝凹陷，肩胛骨和髂骨嶙峋突出

（二）营养状态异常评估

1. 营养不良（malnutrition）

临床表现为消瘦，重者可呈恶液质。其发生主要是由于摄食不足或消耗增多，多见于长期或严重的疾病，如消化道疾病所致摄食障碍或消化吸收不良等。

2. 营养过剩

营养过剩为体内中性脂肪过多积聚的表现，表现为肥胖。按病因可将肥胖分为单纯性肥胖和继发性肥胖。

六、排泄功能评估

（一）排尿的评估

1. 排尿次数

一般成人白天排尿3～5次，夜间0～1次。

2. 尿量

正常情况下每次尿量200～400mL，24小时的尿量1 000～2 000mL，平均在1 500mL 左右。尿量和排尿次数受多方面因素的影响。

3. 尿液的性状

（1）颜色：正常新鲜尿液呈淡黄色或深黄色。当尿液浓缩时，可见量少色深。尿的颜色还受某些食物、药物的影响，如进食大量胡萝卜或服用核黄素，尿色呈深黄色。在病理情况下，尿的颜色可有以下变化：①尿液中含有红细胞为血尿。尿液中含有红细胞量多时呈洗肉水色。常见于急性肾小球肾炎、输尿管结石、泌尿系统肿瘤、结核及感染等。②尿液中含有血红蛋白为血红蛋白尿。一般尿液呈浓茶色、酱油样色。常见于血型不合所致的溶血、恶性疟疾和阵发性睡眠性血红蛋白尿。③尿液中含有胆红素尿，一般尿液呈深黄色或黄褐色，震荡尿液后泡沫也呈黄色。见于阻塞性黄疸和肝细胞性黄疸。④尿液中含有淋巴液，排出的尿液呈乳白色为乳糜尿，见于丝虫病。

（2）透明度：正常新鲜尿液清澈透明，放置后可出现微量絮状沉淀物。蛋白尿不影响尿液的透明度，但震荡时可产生较多且不易消失的泡沫。

（3）酸碱反应：正常人尿液呈弱酸性，pH值为4.5～7.5，平均值为6。饮食的种类可影响尿液的酸碱性，如进食大量蔬菜时，尿液呈碱性，进食大量肉类时，尿液可呈酸性。酸中毒患者的尿液可呈强酸性，严重呕吐患者的尿液可呈强碱性。

（4）比重：尿比重的高低主要取决于肾脏的浓缩功能。成年人在正常情况下，尿比重波动于1.015～1.025，一般尿比重与尿量成反比。若尿比重经常固定于1.010左右，提示肾功能严重障碍。

（5）气味：正常气味来自尿内的挥发性酸。尿液久置后，因尿素分解产生氨，故有氨臭味。当泌尿道有感染时新鲜尿也有氨臭味。糖尿病酮症酸中毒时，尿液有烂苹果气味。

（二）异常排尿的评估

1. 多尿

24小时尿量超过2 500mL。

2. 少尿

24小时尿量少于400mL或每小时尿量少于17mL。

3. 无尿或尿闭

24小时尿量少于100mL或12小时内无尿液产生。

4. 膀胱刺激征

主要表现为尿频、尿急、尿痛。

5. 尿潴留

指尿液大量留在膀胱内而不能自主排出。

6. 尿失禁

指排尿失去意识控制或不受意识控制，尿液不自主地流出。

（三）排便的评估

1. 排便的次数

一般成年人每天排便1～3次，婴幼儿每天排便3～5次。每天排便超过3次（成年人）或每周少于3次，应视为排便异常，如腹泻、便秘。

2. 排便量

正常成年人每天排便量100～300g。每日排便量与膳食的种类、数量、摄入的液体量、大便次数及消化器官的功能有关。

3. 粪便的形状

（1）形状与软硬度：正常人的粪便为成形软便。便秘时粪便坚硬，呈栗子样；消化不良或急性肠炎时可为稀便或水样便；肠道部分梗阻或直肠狭窄，粪便常呈扁条形或带状。

（2）颜色：正常成年人的粪便呈黄褐色或棕黄色。婴儿的粪便呈黄色或金黄色。如食用大量绿叶蔬菜，粪便可呈暗绿色，摄入动物血或铁制剂，粪便可呈无光样黑色。如粪便颜色改变与上述情况无关，表示消化系统有病理变化存在。如柏油样便提示上消化道出血，白陶土色提示胆道梗阻，暗红色血便提示下消化道出血，果酱样便见于肠套叠、阿米巴痢疾，粪便表面粘有鲜红色血液见于痔疮或肛裂，白色“米泔水”样便，见于霍乱、副霍乱。

（3）内容物：粪便内容物主要为食物残渣、脱落的大量肠上皮细胞、细菌以及机体代谢后的废物。当消化道有感染或出血时粪便可混有血液、脓液或肉眼可见的黏液。肠道寄生虫感染患者的粪便中可检出蛔虫、绦虫节片等。

（4）气味：正常时粪便气味因膳食种类而异，肉食者味重，素食者味轻。严重腹泻患者气味极恶臭，下消化道溃疡、恶性肿瘤患者粪便呈腐败臭味，上消化出血的柏油样便呈腥臭味，消化不良、乳儿粪便气味为酸臭味。

（四）异常排便的评估

1. 便秘（constipation）

正常的排便形态改变，排便次数减少，排出过干过硬的粪便，且排便不畅，困难。

2. 粪便嵌塞（fecal impaction ）

粪便持久滞留堆积在直肠内，坚硬不能排出。

3. 腹泻（diarrhea）

正常排便形态改变，频繁排出松散稀薄的粪便甚至水样便。

4. 排便失禁（fecal incontinence）

肛门括约肌不受意识的控制而不自主地排便。

5. 肠胀气（flatulence）

胃肠道内有过量气体积聚，不能排出。一般情况下，胃肠道内的气体只有150mL左右。

七、皮肤黏膜评估

（一）颜色

皮肤颜色与种族和遗传有关，并可因色素量、毛细血管分布、血液充盈度及皮下脂肪的厚薄而不同。

异常评估：

（1）苍白（pallor）：皮肤黏膜苍白可由贫血、末梢毛细血管痉挛或充盈不足引起，见于寒冷、休克、主动脉瓣关闭不全等。

（2）发红（redness）：由于毛细血管扩张充血、血流加速或红细胞增多所致，见于发热性疾病或阿托品、一氧化碳中毒等。皮肤持久性发红可见于真性红细胞增多症等疾病。

（3）发绀（cyanosis）：皮肤黏膜呈青紫色，常出现于舌、口唇、耳垂、脸颊及肢端，主要由单位容积血液中脱氧血红蛋白量增高引起，见于心肺疾病，亚硝酸盐中毒等。

（4）黄染（stained yellow）：皮肤黏膜发黄称黄染，多因胆道、肝脏疾病或溶血性疾病所致。

（5）色素沉着（pigmentation）：正常人身体外露部分、乳头、乳晕、腋窝、关节、肛门周围及外阴部位皮肤颜色较深。妊娠妇女面部、额部可有色素沉着，称妊娠斑。老年人面部也可出现散在的色素沉着，称为老年斑。全身皮肤色素加深，口腔黏膜出现色素沉着，则为病理征象，常见于肾上腺皮质功能减退、肝硬化及使用砷剂、马利兰等药物者。

（6）色素脱失（depigmentation）：皮肤失去原有色素称为色素脱失，常见有白癜、白斑和白化症。白癫多为形状大小不等的色素脱失斑片，多见于身体外露部位，没有自觉症状，也不引起生理功能改变，见于白癜风。白斑多呈圆形或椭圆形，常发生于口腔黏膜和女性外阴部，可能为癌前病变。白化症为全身皮肤和毛发色素脱失，头发可呈浅黄色或金黄色，为遗传性疾病。

（二）湿度

皮肤的湿度与汗腺的分泌功能、气温及湿度的变化有关。在气温高、湿度大的环境中，出汗增多为正常生理调节反应。

（1）出汗过多：发热期伴出汗过多见于风湿病、结核病等，甲状腺功能亢进症、佝偻病、淋巴瘤等也常有出汗增多症状。

（2）冷汗：大汗淋漓伴四肢皮肤发冷为冷汗，见于休克和虚脱患者。

（3）盗汗：夜间睡后出汗称为盗汗，多见于结核病。

（4）无汗：无汗者皮肤异常干燥，见于维生素A缺乏、黏液性水肿、硬皮病等。

（三）温度

通常以指背触摸皮肤来评估皮肤的温度。

异常评估：

（1）全身皮肤发热或发冷：全身皮肤发热见于发热性疾病、甲状腺功能亢进症；发冷见于休克、甲状腺功能减退症等。

（2）局部皮肤发热或发冷：局部皮肤发热见于疖、痈等炎症。肢端发冷见于雷诺病。

（四）弹性

皮肤弹性与年龄、营养状态、皮下脂肪及组织间隙含液量有关。儿童与青年皮肤弹性好，中年以后皮肤弹性减弱，老年人皮肤弹性差。

评估时常取手背或上臂内侧部位，以示指和拇指将皮肤捏起，松手后皮肤褶皱迅速平复为弹性良好。

（五）水肿

皮下组织水肿通过视诊和触诊较易确定。水肿部位的皮肤紧张发亮，但轻度水肿视诊不易发现，需与触诊结合。触诊有无水肿时，通过取胫骨前内侧皮肤，用手指按压被检查部位3~5秒，若按压部位的组织发生凹陷，称为凹陷性水肿。颜面、胫骨前内侧及手足背皮肤水肿，伴皮肤苍白、干燥、粗糙，但指压后无组织凹陷，为黏液性水肿，见于甲状腺功能减退症。

下肢不对称性皮肤增厚、粗糙、毛孔增大，有时出现皮肤皱褶，指压无凹陷，亦可累及阴囊、大阴唇和上肢，为象皮肿，见于丝虫病。

（六）皮肤损害

皮肤损害包括原发性损害、继发性损害和血管性损害，可为皮肤本身的病变所引起，亦可为全身疾病在局部皮肤的反应。

1. 皮疹

皮疹为原发性皮肤损害，多为全身性疾病的征象之一，常见于传染病、皮肤病、药物及其他物质所致的过敏反应。发现皮疹时应详细观察其出现与消失的时间、发展顺序、分布部位、形状大小、平坦或隆起、颜色、压之是否褪色、有无瘙痒及脱屑等。常见皮疹如下：

（1）斑疹：局部皮肤发红，一般不高于皮面。见于斑疹伤寒、丹毒、风湿性多形性红斑等。

（2）玫瑰疹：是一种鲜红色的圆形斑疹，直径2～3mm，多出现于胸腹部，为伤寒或副伤寒的特征性皮疹。

（3）丘疹：为较小的实质性皮肤隆起，伴有皮肤颜色改变，见于药物疹、麻疹、猩红热、湿疹等。

（4）斑丘疹：丘疹周围有皮肤发红的底盘称为斑丘疹，见于风疹、药物疹、猩红热。

（5）荨麻疹：为局部皮肤暂时性的水肿性隆

起，大小不等，形态不一，苍白或淡红，伴瘙痒，消退后不留痕迹；为速发性皮肤变态反应所致，常见于各种过敏反应。

2. 压疮

压疮又称压力性溃疡，为局部组织长期受压，持续缺血、缺氧所致的继发性皮肤损害，多见于枕部、耳郭、肩胛部、肘部、髋部、骶尾部、膝关节内外侧、内外踝、足跟等身体易受压部位。

3. 皮下出血

皮下出血为血管性皮肤损害，其特点为局部皮肤呈青紫或黄褐色（陈旧性），压之不褪色，除血肿外一般不高出皮面。出血斑点直径小于2mm者称为瘀点，直径2~5mm称为紫癜，直径5mm以上称为瘀斑，片状出血伴皮肤显著隆起称为血肿。皮下出血常见于造血系统疾病、重症感染、某些毒物或药物中毒及外伤等。出血斑点亦可发生于黏膜下，其临床意义同皮下出血。

4. 蜘蛛痣与肝掌

蜘蛛痣是皮肤小动脉末端分支性扩张所形成的血管痣，形似蜘蛛，大小不等，主要出现在面、颈、手背、上臂、前臂和肩部等上腔静脉分布的区域内。其特点为用钝头竹签压迫痣中心时其辐射状小血管网消失，去除压力后又出现。

慢性肝病患者大小鱼际处皮肤常发红、压之褪色，称为肝掌。一般认为蜘蛛痣和肝掌的发生与肝脏对雌激素的灭活作用减弱，体内雌激素水平升高有关，见于急慢性肝炎、肝硬化。

八、自理能力评估

（一）活动受限的原因

（1）疼痛。

（2）运动、神经系统功能受损。

（3）运动系统结构改变。

（4）营养状态改变。

（5）损伤。

（6）精神心理因素。

（7）某些治疗措施的执行。

（二）患者活动的评估

（1）患者的一般资料：包括患者的年龄、性别、文化程度、职业等。

（2）心肺功能状态：活动前应评估血压、脉搏、呼吸等指标，并根据心肺功能确定活动负荷量的安全范围，根据患者的反应及时调整活动量。

（3）骨骼肌肉状态：肌力是指肌肉的收缩力

量，一般分为6级。

0级：完全瘫痪、肌力完全丧失；1级：可见肌肉轻微收缩但无肢体活动；2级：肢体可移动位置，但不能抬起；3级：肢体能抬离床面，但不能对抗阻力；4级：能做对抗阻力的运动，但肌力减弱；5级：肌力正常。

（4）关节功能状态：在评估关节的功能状况时，要根据疾病和卧床对关节的具体影响进行评估，通过患者自己移动关节的主动运动和护士协助患者移动关节的被动运动，观察关节的活动范围有无受限，是否僵硬、变形，活动时关节有无响声或疼痛不适。

（5）机体活动能力：机体活动功能分为5级。

0级：完全能独立，可自由活动；1级：需要使用设备或器械；2级：需要他人的帮助、监护和教育；3级：既需要帮助，也需要设备和器械；4级：完全不能独立，不能参加活动。

（6）患者目前的患病情况：疾病的性质和严重程度决定机体活动受限的程度。评估患者的疾病程度有助于合理安排活动量及活动方式，同时也有助于治疗需要。

（7）社会心理状况：评估患者的心理状态，帮助患者保持愉快的心情，以及对活动的兴趣，是完成高质量活动的必要条件。另外，患者家属的态度和行为也会影响患者的心理状态，因此，护士还应教育家属给予患者充分的理解和支持，帮助患者建立广泛的社会支持系统，共同完成护理计划。

第二节　头颈部评估

一、头部评估

（一）头发与头皮

（1）头发：主要是视诊头发的颜色、疏密度、有无脱发及其特点。

（2）头皮：检查头皮有无皮屑、头癣、疖痈、外伤、血肿及瘢痕等。

（二）头颅

正常成年人头围≥53cm，测量时用软尺自眉间绕到颅后通过枕骨粗隆。婴幼儿前囟平坦，多在12~18个月龄时闭合。头颅异常外形好发疾病见表1-1-2-1。

表1-1-2-1　头颅异常外形及好发病

头颅异常外形类型	表现及好发病
小颅	囟门早闭，引起小头畸形，常伴智力障碍
方颅	前额左右突出，头顶平坦呈方形，见于小儿佝偻病、先天性梅毒
巨颅	头颅增大、颜面较小，可见头颈静脉充盈。颅内压增高，压迫眼球，导致双目下视、巩膜外露的特殊表情，称落日现象，见于脑积水

头部运动异常：颈椎病致活动受限；不自主颤动，见于帕金森病；与颈动脉搏动一致的点头运动，称Musset征，见于严重的主动脉瓣关闭不全者。

（三）眼

（1）眼眉：眉毛外侧1/3处过于稀疏或脱落，见于黏液性水肿、腺垂体功能减退症、麻风病等。

（2）眼睑：眼睑异常及常见病见表1-1-2-2。

表1-1-2-2　眼睑异常及常见病

眼睑异常类型	表现及常见病
睑内翻	瘢痕形成使眼睑缘向内翻转，见于沙眼

续表

眼睑异常类型	表现及常见病
上眼睑下垂	双侧上眼睑下垂见于重症肌无力；单侧下垂见于脑炎、外伤所致动眼神经麻痹
眼睑闭合障碍	双侧眼睑闭合障碍、眼球突出、眼裂增宽，见于甲状腺功能亢进；单侧闭合障碍，见于面神经麻痹
眼睑水肿	眼睑皮下组织疏松，见于肾炎、营养不良等

（3）结膜：结膜由睑结膜、穹窿部结膜、球结膜组成。结膜异常及常见病见表1-1-2-3。

表1-1-2-3　结膜异常及常见病

常见病	结膜炎、角膜炎	贫血	感染性心内膜炎	沙眼	黄疸	重症水肿、颅内压增高
结膜异常症状	充血	结膜苍白	散在出血点	颗粒与滤泡	结膜发黄	球结膜水肿

（4）巩膜：正常巩膜呈不透明瓷白色。黄染可见于黄疸。

（5）角膜：正常角膜透明，表面光滑、湿润、无血管。角膜边缘、周围见灰白色浑浊环，见于老年人，称为老年环。角膜异常及常见病见表1-1-2-4。

表1-1-2-4　角膜异常表现及常见病

角膜异常类型	表现及常见病
云翳与白斑	发生于角膜的瞳孔部位
角膜软化	见于婴幼儿营养不良、维生素A缺乏等
kayser-fleischer环	角膜边缘出现的黄色或棕褐色色素环，环外缘较清晰，内环较模糊
角膜周围血管增生	重症沙眼

（6）虹膜：正常虹膜近瞳孔的部分呈放射状排列，周围呈环状排列。纹理模糊或消失，见于炎症、水肿或萎缩。形态异常或有裂孔，见于虹膜后粘连、外伤、先天性虹膜缺失等。

（7）眼球：眼球异常表现及常见病见表1-1-2-5。

表1-1-2-5　眼球异常表现及常见病

眼球异常类型	表现及常见病
眼球突出	双侧眼球突出见于甲状腺功能亢进；单侧突出见于局部炎症、眶内占位性病变
眼球下陷	双侧下陷见于严重脱水、慢性消耗性疾病；单侧下陷见于Horner综合征

续表

眼球异常类型	表现及常见病
运动异常	①眼球运动障碍伴复视：动眼、滑车、外展3对脑神经麻痹导致
运动异常	②麻痹性斜视：支配眼肌运动的神经麻痹引起 ③眼球震颤：眼球有规律地快速往返运动，自发的眼球震颤见于耳源性眩晕，小脑疾患等

（8）瞳孔：虹膜中央的孔洞。直径2~5mm，双侧等大等圆，受到光刺激双侧瞳孔立即缩小，移开光源后迅速复原。瞳孔异常表现及常见病见表1-1-2-6。

表1-1-2-6　瞳孔异常表现及常见病

瞳孔异常类型	表现及常见病
形状改变	椭圆形：青光眼、眼内肿瘤 不规则：虹膜粘连
大小改变	缩小：虹膜炎症，有机磷农药中毒等药物反应 扩大：外伤、阿托品等药物反应 双侧不等大：脑外伤、脑肿瘤等
对光反射异常	迟钝或消失：昏迷 双侧散大伴对光反射消失：濒死

（四）耳

1. 外耳

（1）耳郭：痛风者耳郭上可触及痛性小结；耳郭红肿并有发热和疼痛者见于感染。

（2）外耳道：局部红肿疼痛，有耳郭牵拉痛为疖肿；黄色液体流出伴有痒感，见于外耳道炎；脓液流出，见于化脓性中耳炎；外伤后见血液或脑脊液流出，提示颅底骨折。

2. 中耳

正常鼓膜平坦，颜色灰白，呈圆形。鼓膜穿孔，如有脓液并有恶臭，可为胆脂瘤。

3. 乳突

化脓性中耳炎引流不畅可蔓延为乳突炎，乳突部皮肤红肿、压痛，严重时可继发耳源性脑脓肿或脑膜炎。

4. 听力

听力减退，见于外耳道有耵聍或异物、听神经损伤、局部或全身血管硬化、中耳炎等。

（五）鼻

（1）颜色：鼻的颜色异常及常见病见表1–1–2–7。

表1-1-2-7　鼻的颜色异常及常见病

鼻颜色异常类型	表现及常见病
黑褐色斑点、斑片	日晒后、慢性肝病所致色素沉着
红色	①鼻梁见红色斑块并高出皮面向两侧面颊部扩展，见于系统性红斑狼疮 ②鼻尖、鼻翼发红，毛细血管扩张、组织肥厚，见于酒渣鼻

（2）外形：鼻的外形异常及常见病见表1-1-2-8。

表1-1-2-8　鼻的外形异常及常见病

鼻外形异常类型	表现及常见病
蛙状鼻	鼻腔部分或完全堵塞，鼻梁宽平如蛙状，见于鼻息肉
马鞍鼻	鼻骨破坏后鼻梁塌陷，见于鼻骨骨折、先天性梅毒

（3）鼻翼扇动：吸气时鼻孔开大，呼气时鼻孔回缩，为呼吸困难的表现。

（4）鼻出血：鼻出血表现及常见病见表1-1-2-9。

表1-1-2-9　鼻出血表现及常见病

鼻出血部位	表现及常见病
单侧	外伤、鼻腔感染、局部血管损伤、鼻腔肿瘤等

续表

鼻出血部位	表现及常见病
双侧	全身性疾病引起，如发热性传染病、血液系统疾病、高血压、肝脾疾患、维生素缺乏等
妇女周期性鼻出血	子宫内膜异位症

（5）鼻腔黏膜肿胀或萎缩：鼻腔黏膜异常表现及常见病见表1-1-2-10。

表1-1-2-10　鼻腔黏膜异常表现及常见病

鼻腔黏膜的疾病	临床表现
急性鼻炎	急性鼻黏膜充血肿胀，伴有鼻塞、流涕
慢性鼻炎	鼻黏膜组织肥厚
慢性萎缩性鼻炎	鼻黏膜萎缩、鼻腔分泌物减少、鼻甲缩小、鼻腔宽大、嗅觉减退或丧失

（6）鼻腔分泌物：鼻腔分泌物异常的表现及常见病见表1-1-2-11。

表1-1-2-11　鼻腔分泌物异常表现及常见病

疾病类型	表现
卡他性炎症	清稀无色分泌物

续表

疾病类型	表现
鼻、鼻窦化脓性炎症	黏稠发黄、发绿的分泌物

（7）鼻窦区压痛：鼻窦引流不畅时发生炎症，出现鼻塞、流涕、头痛和鼻窦区压痛。

（六）口

1. 口唇

颜色异常：①苍白：常见于虚脱、贫血、主动脉瓣关闭不全；②深红：常见于急性发热性疾病；③樱桃色：常见于一氧化碳中毒；④发绀：常见于心肺功能不全。

其他异常：干燥、皲裂、疱疹、糜烂、歪斜等。

2. 口腔黏膜

正常口腔黏膜光洁呈粉红色。常见的口腔黏膜异常表现见表1-1-2-12。

表1-1-2-12　口腔黏膜异常表现及常见病

口腔黏膜异常	表现及常见病
色素沉着	斑片状黑色色素沉着
黏膜损害	①大小不等的黏膜下出血点或瘀斑，见于各种出血性疾病或维生素C缺乏 ②第二磨牙的颊黏膜处见白色斑点，周围有红晕，称为麻疹黏膜斑，为麻疹早期的体征

续表

口腔黏膜异常	表现及常见病
黏膜损害	③黏膜肿胀、充血并伴有小出血点，称为黏膜疹，多呈对称性，见于猩红热、风疹及某些药物中毒等 ④白色或灰白色凝乳块状物为白色念珠菌感染所致，见于重病衰弱者或长期使用抗肿瘤药物者等 ⑤黏膜溃疡，见于口腔炎症

3. 牙齿

注意有无龋齿、残根、缺牙和义齿等。

4. 牙龈

水肿、出血；牙龈的游离缘出现蓝灰色点线称为铅线，是铅中毒的特征。

5. 舌

正常舌质淡红，表面湿润，有薄白苔，伸出居中，活动自如无颤动。常见的舌异常的表现见表1-1-2-13。

表1-1-2-13 舌异常的表现及常见病

舌异常类型	表现及常见病
舌质与舌苔改变	①舌头萎缩，舌面光滑呈粉红色或红色，见于贫血或营养不良

续表

舌异常类型	表现及常见病
舌质与舌苔改变	②舌色发紫见于心肺功能不全 ③草莓舌：舌乳头肿胀、发红似草莓，见于猩红热、长期发热 ④干燥舌：舌面干燥，舌体缩小有纵沟，见于严重脱水
舌运动异常	①伸舌有细微震颤见于甲状腺功能亢进 ②伸舌偏向一侧，见于舌下神经麻痹

6. 咽及扁桃体

常见的咽及扁桃体的异常表现见表1-1-2-14。

表1-1-2-14　常见的咽及扁桃体的异常表现

常见炎症类型	表现
急性咽炎	咽部黏膜充血、红肿，黏液腺分泌物增多
慢性咽炎	咽部黏膜充血，表面粗糙，并有淋巴滤泡呈簇状增殖
扁桃体炎	腺体红肿、增大，扁桃体隐窝内有黄白色分泌物或渗出物形成的苔状假膜，易剥脱

扁桃体肿大的分度详见表1-1-2-15。

表1-1-2-15　扁桃体肿大分度

扁桃体肿大分度	扁桃体肿大情况
Ⅰ度	不超过咽腭弓
Ⅱ度	超过咽腭弓
Ⅲ度	达到或超过咽后壁中线

7. 腮腺

腮腺导管开口于上颌第二磨牙相对的颊黏膜上，无分泌物。腮腺疾病及表现见表1-1-2-16。

表1-1-2-16　腮腺疾病及表现

腮腺疾病	表现
急性腮腺炎	腮腺肿大，视诊可见以耳垂为中心的隆起，有压痛，腮腺导管口红肿
腮腺混合瘤	质韧呈结节状，边界清楚，可移动
恶性肿瘤	质硬，固定，可伴有面瘫

8. 口腔气味

有特殊难闻的气味，即口臭。常见的口腔异味表现见表1-1-2-17。

表1-1-2-17　常见的口腔异味表现

病因	表现及常见病
口腔局部病变	牙龈炎、龋齿、牙周炎；牙槽脓肿为腥臭味；牙龈出血为血腥味

续表

病因	表现及常见病
全身性疾病	①烂苹果味：糖尿病酮症酸中毒 ②尿味：尿毒症 ③肝臭味：肝坏死 ④组织坏死臭味：肝脓肿 ⑤蒜味：有机磷中毒

二、颈部评估

（一）颈部外形与运动

异常情况：头不能抬起、向一边偏斜、颈部运动受限伴疼痛、颈部强直。

（二）颈部血管

1. 颈静脉

颈静脉的常见病及表现见表1-1-2-18。

表1-1-2-18 颈静脉的常见病及表现

颈静脉异常表现	常见病
颈静脉怒张	坐位或半坐位时颈静脉明显充盈，提示静脉压增高，见于右心衰竭、缩窄性心包炎、心包积液或上腔静脉阻塞综合征
颈静脉搏动	见于三尖瓣关闭不全

2. 颈动脉

静息状态下出现明显颈动脉搏动，多见于主动脉瓣关闭不全、高血压、甲状腺功能亢进症及严重贫血。

（三）甲状腺

1. 视诊

患者取坐位，头稍后仰，嘱其做吞咽动作的同时，观察其甲状腺的大小和对称性。

2. 触诊

甲状腺肿大的分级情况见表1-1-2-19。

表1-1-2-19 甲状腺肿大分级

甲状腺肿大分度	表现
Ⅰ度	不能看出肿大但能触及
Ⅱ度	肿大能看出又能触及，但在胸锁乳突肌以内
Ⅲ度	超过胸锁乳突肌外缘

3. 听诊

触及肿大的甲状腺时，将钟形听诊器置于肿大的甲状腺上，甲状腺功能亢进者可闻及低调的连续性血管杂音。

（四）气管

气管移位，根据方向判断病变性质，见表1-1-2-20。

表1-1-2-20 通过气管移位的方向判断疾病性质

气管移位方向	常见病
移向健侧	一侧胸腔积液、积气、纵隔肿瘤及单侧甲状腺肿大
移向患侧	肺不张、肺纤维化、胸膜增厚粘连

第三节 胸部评估

一、胸壁

1. 静脉

上下腔静脉血流受阻建立侧支循环时，胸壁静脉充盈或曲张。上腔静脉阻塞时，静脉血流方向自上而下；下腔静脉阻塞时，静脉血流方向自下而上。

2. 皮下气肿

视诊可见胸壁外观肿胀，触诊能感觉到气体在皮下组织内移动，呈捻发感或握雪感。

3. 胸壁压痛

肋骨骨折、肋软骨炎、胸壁软组织炎、肋间神经炎时，局部胸壁可有压痛。

二、胸廓

正常成年人胸廓两侧大致对称，呈椭圆形，成年人胸廓前后径与左右径比约为1∶1.5，儿童、老年人前后径略小于左右径或相等，呈圆柱形。胸廓的异常表现及常见病见表1-1-3-1。

表1-1-3-1　胸廓的异常表现及常见病

异常	表现及常见病
扁平胸	胸廓扁平，前后径短于左右径一半，常见于慢性消耗性疾病
桶状胸	前后径与左右径几乎相等，呈圆桶状，肋骨斜度变小，肋间隙增宽饱满，腹上角增大，常见于肺气肿
佝偻病胸	①鸡胸：前后径略长于左右径，其上下距离较短，胸骨下端前突，胸廓前侧壁肋骨凹陷，形如鸡的胸廓 ②佝偻病串珠：前胸部各肋软骨与肋骨交界处串珠状隆起 ③肋膈沟：下胸部前面的肋骨外翻，自剑突沿膈附着部位的胸壁向内凹陷形成的沟状带
漏斗胸	胸骨剑突处显著内陷呈漏斗状
一侧变形	①单侧隆起常见于大量胸腔积液，气胸等 ②单侧凹陷常见于肺纤维化、肺不张等

续表

异常	表现及常见病
局部隆起	见于胸壁炎症、肿瘤、心脏扩大、心包积液或主动脉瘤等
脊柱畸形	多因脊柱前凸、后凸、或侧凸，导致胸廓两侧不对称，常见于先天性畸形、脊柱外伤和结核等

三、乳房

（一）视诊

1. 对称性

两侧乳房不对称者，见于乳房发育不良、先天畸形、囊肿、炎症、肿瘤等。

2. 皮肤

皮肤的异常表现及常见病见表1-1-3-2。

表1-1-3-2 皮肤的异常表现及常见病

异常	表现及常见病
发红	提示局部炎症，常伴局部肿、热、痛
深红	癌性淋巴管炎，不伴热、痛
橘皮样	癌细胞侵犯致乳房淋巴管阻塞引起淋巴水肿，局部皮肤外观呈“橘皮样”，可能为乳腺癌早期体征

续表

异常	表现及常见病
局部下陷	可为乳腺癌早期体征，在双臂上举过头或双手叉腰时更为明显

3. 乳头

正常乳头呈圆柱形，两侧大小相等，颜色相似，无回缩与分泌物。乳头回缩，自幼发生，为发育异常；近期发生，则可能为癌变。乳头出现血性分泌物见于肿瘤，黄色分泌物见于慢性囊性乳腺炎等。

（二）触诊

以乳头为中心，做一垂直线和水平线将乳房分为4个象限，按外上、外下、内下、内上象限由浅入深触诊，最后乳头。

1. 质地和弹性

正常乳房触诊有弹性，有模糊的颗粒感或柔韧性，随不同年龄而有区别。乳房炎症或新生物浸润时局部硬度增加，弹性消失。不同阶段的乳房质地和弹性见表1-1-3-3。

表1-1-3-3　不同阶段的乳房质地和弹性

人群	质地及弹性
青年人	乳房柔软，质地均匀一致

续表

人群	质地及弹性
中年人	可触及乳腺小叶
老年人	多呈纤维结节感
月经期	乳房小叶充血，触诊有紧张感
妊娠期	乳房增大饱满有柔韧感
哺乳期	呈结节感

2. 压痛

局部压痛提示炎症。

3. 包块

触及乳房包块时应注意其部位、大小、数目、外形、质地、活动度、有无压痛等。

四、肺和胸膜

（一）视诊

呼吸运动：详见一般状态评估中“呼吸的评估”。

（二）触诊

1. 胸廓扩张度

正常人平静呼吸或深呼吸时，两侧胸廓呈对称性张缩。一侧胸廓扩张度降低见于该侧大量胸腔积液、气胸、胸膜增厚或肺不张；双侧扩张度降低见于双侧胸膜增厚、肺气肿或双侧胸膜炎等。

2. 语音震颤

检查者以两手掌或两手掌的尺侧缘轻放在患者胸壁的对称部位，嘱患者重复发“一”的长音，从上到下，先前胸后背部，比较两侧相应部位语音震颤是否对称，有无增强或减弱。

3. 胸膜摩擦感

胸膜炎症时，因纤维蛋白沉积于胸膜，使其表面粗糙，呼吸时脏、壁层胸膜互相摩擦，触诊时有皮革相互摩擦的感觉。

（三）叩诊

1. 叩诊音类型

叩诊音的类型和表现见表1-1-3-4。

表1-1-3-4　叩诊音的类型和表现

类型	表现
清音	音调低，音响强，持续时间长，见于正常含气的肺部
过清音	音调较清音低，声音较响，见于肺气肿
鼓音	音调较高，音响较强，持续时间较长，类似击鼓音。正常人可在左胸下侧方叩得

续表

类型	表现
浊音	音调较高而不响亮，持续时间较短。正常人肝脏或心脏被肺覆盖的部分可叩得
实音	音调较浊音更实，音响更弱，震动持续时间更短，见于不含气的实质性器官，如心脏、肝脏等

2. 肺界叩诊

肺界叩诊的部位见表1-1-3-5。

表1-1-3-5 肺界叩诊的部位和解剖位置

肺界叩诊部位	解剖位置
肺前界	相当于心脏的绝对浊音界。右肺前界相当于胸骨线的位置，左肺前界相当于胸骨旁线第4～6肋间隙
肺下界	平静呼吸时，于锁骨中线、腋中线和肩胛线上，分别为第6、第8、第10肋间隙
肺下界移动范围	相当于膈肌移动范围。先于平静呼吸时在肩胛线上叩出肺下界的位置，然后分别在深吸气与呼气后屏住呼吸，重新叩出肺下界并做标记。最高点与最低点间距离即是，正常6～8cm

3. 异常胸部叩诊音

正常肺的清音区叩出浊音、实音、过清音或鼓音即为异常叩诊音，提示肺、胸膜、膈或胸壁有病理改变。

（四）听诊

患者取坐位或卧位，微张口做均匀呼吸，必要时做深呼吸或咳嗽数次后听诊，自上而下，从前胸到侧胸再到背部，注意左右对称部位对比。

1. 正常呼吸音

（1）支气管呼吸音：吸入气流经声门、气管、主支气管时形成湍流所产生的声音，似抬舌后经口腔呼气所发出的“ha”声，音响强而高调，吸气时间短于呼气时间。正常人在喉部，胸骨上窝，背部第6、第7颈椎及第1、第2胸椎附近可闻及。

（2）支气管肺泡呼吸音：又称混合性呼吸音，兼有支气管呼吸音与肺泡呼吸音的特点，表现为吸气音与肺泡呼吸音相似，但音调较高且较响亮，呼气音与支气管呼吸音相似，但强度较弱，音调较低、时间较短。正常人在胸骨两侧第1、第2肋间，肩胛间区第3、第4胸椎水平及肺尖前后可闻及。

（3）肺泡呼吸音：吸气时气流经气管、支气管进入肺泡，冲击肺泡壁，肺泡由松弛变为紧张，呼气时又由紧张变为松弛，肺泡弹性变化和气流振动形成的声音为肺泡呼吸音，类似上齿咬下唇吸气时发出的“fu”音。其特点为柔和吹风样，吸气时音响较强、音调较高，呼气时音响较弱、音调较低，吸气时间长于呼气时间。正常人除支气管呼吸音和支气管肺泡呼吸音以外的部位均可闻及，以乳房下部、肩胛下部和腋窝下部较强，肺尖和肺下缘较弱；矮胖者肺泡呼吸音较瘦长者弱，男性较女性强。

2. 异常呼吸音

（1）异常肺泡呼吸音：可在局部或双侧出现，肺泡呼吸音减弱或消失，肺泡呼吸音增强，呼气音延长，呼吸音粗糙。

（2）异常支气管呼吸音：多由肺组织实变、肺内大空腔、压迫性肺不张引起。

（3）异常支气管肺泡呼吸音：正常肺泡呼吸音的部位闻及支气管肺泡呼吸音即为异常支气管肺泡呼吸音。

3. 啰音

（1）干啰音：听诊特点为吸气与呼气时均可闻及，以呼气时明显，持续时间较长，强度、性质和部位易改变，极短时间内数量可明显增减。

分类见表1–1–3–6。

表1–1–3–6 干啰音的分类和表现

分类	表现
低调干啰音	又称鼾音，如同熟睡中的鼾声，多发生在气管或主支气管

续表

分类	表现
高调干啰音	又称哮鸣音，类似于鸟叫、飞箭或哨笛音，多发生于较小的支气管或细支气管
喘鸣	发生在主支气管以上大气道的干啰音，有时不用听诊器亦可闻及

（2）湿啰音：听诊特点为多出现于吸气相，也可出现于呼气早期，以吸气末较明显，断续而短暂，一次常连续多个出现，部位较恒定、性质不易变化，大、中、小水泡音可同时存在，咳嗽后可减轻或消失。

分类见表1-1-3-7。

表1-1-3-7 湿啰音的分类/表现及常见病

分类	表现及常见病
大水泡音	发生于气管、主支气管或空洞部位，多出现在吸气早期，常见于肺水肿、支气管扩张、肺结核等
中水泡音	发生于中等大小的支气管，多出现在吸气中期，常见于支气管炎、支气管肺炎
小水泡音	发生在小支气管，多于吸气后期出现，常见于支气管肺炎、肺梗死等

续表

分类	表现及常见病
捻发音	一种极细而又均匀一致的湿啰音，多出现在吸气末，见于正常老年人或长期卧床者，于深呼吸数次或咳嗽后消失，持续存在可见于肺淤血或肺炎早期
痰鸣音	昏迷或濒死者无力排出呼吸道分泌物，于气管处可闻及大小水泡音

4. 胸膜摩擦音

胸膜发生炎症时，由于纤维素渗出，胸膜表面粗糙，随呼吸出现摩擦音，其特点为吸气和呼气时均可闻及，以吸气末或呼气初最为明显，屏气时消失，深呼吸或听诊器加压时声音可增强。

第四节 心脏与血管的评估

一、心脏的评估

（一）视诊

1. 心前区外形

异常发现：心前区隆起，常提示先天性心脏病或风湿性心脏病伴右心室增大；心前区外观饱满提示大量心包积液。

2. 心尖搏动

心脏收缩时，心尖撞击心前区胸壁，使相应部位肋间软组织向外搏动，称为心尖搏动。

（1）正常心尖搏动：坐位时，正常成人心尖搏动位于第5肋间左锁骨中线内0.5～1.0cm处，搏动范围直径约2.0～2.5cm。心尖搏动位置可因体位、体型、年龄、妊娠等有所变化。

（2）异常心尖搏动：位置的变化见表1–1–4–1。

表1–1–4–1　异常心尖搏动位置变化的病因与表现

病因	表现
心脏疾病	左心室增大时，心尖搏动向左下移位；右心室增大时，因心脏呈顺时针向转位，可使心尖搏动向左移位，甚至略向上；全心增大时，心尖搏动向左下移位，并伴心界向两侧扩大
胸部疾病	一侧胸腔积液或气胸，心尖搏动随心脏移向健侧；一侧肺不张或胸膜粘连，心尖搏动移向患侧
腹部疾病	大量腹水或腹腔巨大肿瘤等，使膈肌抬高，心尖搏动随之向左上移位

搏动强弱及范围变化：心尖搏动减弱或消失，搏动增强、范围增大。

3. 心前区异常搏动

胸骨左缘第2肋间搏动，可见于肺动脉高压，胸骨左缘第3、第4肋间或剑突下搏动，多见于右心室肥大。

（二）触诊

1. 心尖搏动

左心室肥大时触诊的手指可被强有力的心尖搏动抬起，称抬举性心尖搏动，为左心室肥大的重要体征。

2. 震颤

震颤为触诊时手掌感到的一种细微震动感，为器质性心血管疾病的特征性体征。

3. 心包摩擦感

心包摩擦感是一种与胸膜摩擦感相似的心前区摩擦震动感，以胸骨左缘第4肋间处最易触及，前倾坐位或深呼气末明显，见于急性心包炎。当心包渗液增多时，使心包膜脏层与壁层分离，则摩擦感消失。

（三）叩诊

确定心界，判断心脏大小、形状及其在胸腔内的位置，心脏不含气，其不被肺遮盖的部分叩诊呈绝对浊音（实音）；其左右缘被肺遮盖的部分叩诊呈相对浊音，叩心界是指叩诊心脏相对浊音界，反映心脏的实际大小。

1. 正常心浊音界

正常心左界在第2肋间几乎与胸骨左缘一致，第3肋间以下向左下逐渐形成一向外凸起的弧形，心右界几乎与胸骨右缘平齐，仅在第4肋间处向外稍偏离胸骨右缘1～2cm，正常成年人左锁骨中线至前正中线的距离为8～10cm。见表1-1-4-2。

表1-1-4-2 正常心浊音界

右（cm）	肋间	左（cm）
2～3	Ⅱ	2～3
2～3	Ⅲ	3.5～4.5
3～4	Ⅳ	5～6
	Ⅴ	7～9

2. 心浊音界各部的组成

心脏左界第2肋间处相当于肺动脉段，第3肋间为左心耳，第4、第5肋间为左心室，主动脉与左心室交界处向内凹陷，称心腰。心右界第2肋间相当于升主动脉和上腔静脉，第3肋间以下为右心房。

3. 异常发现

（1）心脏本身病变：常见心浊音界扩大。多由心脏增大引起。

（2）心外因素：一侧胸腔大量积液或积气时，

患侧心界叩不出，健侧心界向外移位；肺气肿时，心浊音界变小或叩不出，腹腔大量积液或巨大肿瘤时，膈肌上抬，心脏呈横位，叩诊时心界向左扩大。

（四）听诊

1. 听诊方法

听诊时患者取仰卧位或坐位，必要时可改变体位，或做深吸气、深呼气，或适当运动后听诊，以便更好地辨别心音或杂音。

2. 心脏瓣膜听诊区

见表1-1-4-3。

表1-1-4-3　心脏瓣膜听诊区

心脏瓣膜听诊区	体表位置
二尖瓣区	位于心尖搏动最强点，心脏大小正常时，多位于第5肋间左锁骨中线稍内侧；心脏增大时，听诊部位随之向左或左下移位
肺动脉瓣区	胸骨左缘第2肋间
主动脉瓣区	胸骨右缘第2肋间
主动脉瓣第二听诊区	胸骨左缘第3、第4肋间
三尖瓣区	胸骨体下端左缘即胸骨左缘第4、第5肋间

3. 听诊顺序

心脏听诊顺序通常按逆时针方向自二尖瓣区开始，依次为肺动脉瓣区、主动脉瓣区、主动脉瓣第二听诊区和三尖瓣区。

4. 听诊内容

主要包括心率、心律、心音、额外心音、杂音及心包摩擦音。

（1）心率：为每分钟心脏搏动的次数。一般在心尖部听取第一心音，计数1分钟，正常成年人心率多为60～100次/分钟，3岁以下儿童多在100次/分钟以上，老年人多偏慢。

异常发现：①心动过速：安静状态下，成年人心率超过100次/分钟，婴幼儿心率超过150次/分钟，称为心动过速。运动、兴奋、情绪激动等生理情况下心率可增快。②心动过缓：心率低于60次/分钟。

（2）心律：为心脏跳动的节律。正常人心律规则，部分青年和儿童的心律在吸气时可增快，呼气时可减慢。

异常发现：听诊能发现的最常见的心律失常是期前收缩和心房颤动。①期前收缩是在规则心律基础上提前出现的心音。听诊特点为规则的节律中提前出现的心音，其后有一较长间歇；提前出现的心跳第一心音增强，第二心音减弱；长间歇后出现的第一个心跳，第一心音减弱。如每一次正常心搏后出现一次期前收缩称二联律，每两次正常心搏后出现一次期前收缩称三联律。②心房颤动的听诊特点是心律绝对不齐；第一心音强弱不等；脉率少于心律，这种脉搏脱漏现象称为脉搏短绌。

（3）心音：按心音在心动周期中出现的先后次序命名为第一心音（S_1）、第二心音（S_2）、第三心音（S_3）和第四心音（S_4）。

正常心音：第一心音出现于心室收缩早期，标志着心室收缩开始，主要由房室瓣关闭引起的振动所产生，第二心音出现于第一心音之后，标志着心室舒张开始，主要由肺动脉瓣和主动脉瓣关闭引起的振动所产生。见表1-1-4-4.

表1-1-4-4　第一心音和第二心音特点对比

项目	第一心音	第二心音
音调	较低	较高
强度	较响	较S_1弱
性质	较钝	较清脆
时限	较长，持续约0.1秒	较短，约0.08秒
与心尖搏动关系	同时出现	之后出现
听诊部位	心尖部最清楚	心底部最清楚

异常心音：包括心音强度改变和心音性质改变。

心音强度改变包括S_1增强、减弱、强弱不等；S_2改变常见主动脉瓣区第二心音（A_2）、肺动脉瓣区第二心音（P_2）增强；主动脉瓣区第二心音（A_2）减弱；S_1、S_2同时增强或减弱。

心音性质改变：以钟摆律最常见。在心尖区听诊时，有如钟摆的“di da”声，故称钟摆律或胎心律，为大面积急性心肌梗死和重症心肌炎的重要体征。

（4）额外心音：指在正常S_1、S_2之外闻及的附加心音，以舒张早期额外心音最多见，听诊特点为出现在S_2之后，音调较低，强度较弱，以心尖部及呼气末听诊最明显。

（5）心脏杂音：心脏杂音是指除心音和额外心音以外的心脏收缩或舒张过程中出现的异常声音，其特点为持续时间较长，强度、频率不同，可与心音完全分开或连续，甚至完全遮盖心音。

5. 心脏杂音的听诊要点

（1）最响部位：一般杂音在某瓣膜区最响，提示病变部位就在该区相应瓣膜。

（2）时期：发生在第一心音与第二心音之间的杂音称收缩期杂音。发生在第二心音与下一心动周期第一心音之间的杂音称舒张期杂音。

（3）性质：杂音性质常以吹风样、隆隆样、叹息样、机器样来描述。按音调高低可分为柔和与粗糙两种。功能性杂音较柔和，器质性杂音较粗糙。

（4）强度：收缩期杂音强度一般采用Levin 6级分级法表示。记录杂音强度时，以杂音的级别为分子，6级为分母，例如杂音强度为3级，则记录为3/6级杂音。见表1-1-4-5。

表1-1-4-5 Levin 6级分级法

级别	听诊特点	震颤
1	很轻，安静环境下仔细听诊可听诊出	无
2	较易听到，不太响亮	无
3	明显的杂音，较响亮	无或可能有
4	杂音响亮	有
5	杂音很响，但听诊器离开胸壁即听不到	明显
6	杂音震耳，即使听诊器离开胸壁一定距离也能听到	明显

（五）心脏功能分级

根据患者体力活动后的自觉症状将心脏功能分为4级。见表1-1-4-6.

表1-1-4-6　心脏功能分级

分级	表现
Ⅰ级（代偿期）	体力活动不受限制，日常活动不引起过度的乏力、呼吸困难、心悸
Ⅱ级	体力活动轻度受限，休息时无症状，日常活动即可引起乏力、呼吸困难、心悸或心绞痛
Ⅲ级	体力活动明显受限，休息时无症状，轻微日常活动即可引起上述症状
Ⅳ级	体力活动完全受限，休息时仍有心力衰竭的症状

二、周围血管评估

周围血管征：

（1）枪击音：是指在四肢动脉处听到的一种短促的如同开枪的声音。听诊部位常选择股动脉，部分患者在肱动脉、足背动脉处也可闻及。

（2）杜柔双重音：将听诊器体件置于股动脉上，稍加压力，在收缩期与舒张期皆可闻及的吹风样杂音，呈连续性。

（3）毛细血管搏动征：用手指轻压指甲末端，或以清洁的玻片轻压口唇黏膜，若见红、白交替的节律性微血管搏动现象，称毛细血管搏动征。

水冲脉、毛细血管搏动征、枪击音和杜柔双重音等体征，可统称为周围血管征阳性，主要见于脉压增大的疾病，如主动脉瓣关闭不全、甲亢等。

第五节　腹部评估

腹部位于胸部与骨盆之间，上起横膈，下至骨盆入口，主要由腹部、腹腔和腹腔脏器组成。腹部体表上起两侧肋弓下缘与胸骨剑突，下至两侧腹股沟韧带与耻骨联合，前面及侧面为腹壁，后面为脊柱与腰肌。

（一）评估流程

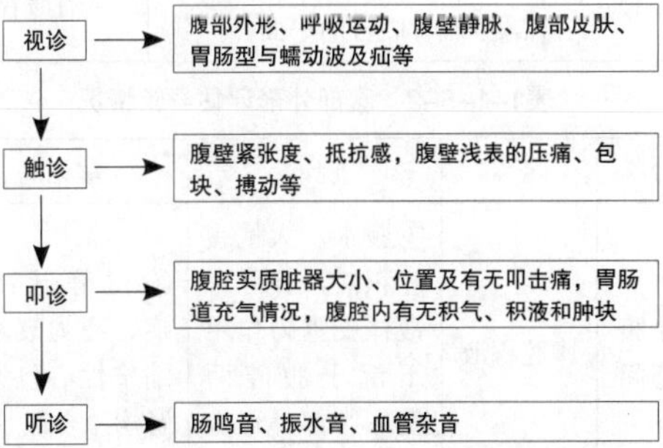

（二）评估内容

1. 视诊

患者取仰卧位，排空膀胱，充分暴露全腹；环境应温暖，光线充足而柔和；评估者站在患者右侧，自上而下按一定的顺序进行观察。

（1）腹部外形：正常人腹部双侧对称，异常可见患者腹部膨隆或凹陷。见表1–1–5–1、表1–1–5–2。

表1–1–5–1　正常人腹部视诊情况

名称	视诊	常见人群
腹部平坦	前腹壁处于肋缘至耻骨联合的平面或略低	正力型成年人
腹部饱满	前腹壁稍高于肋缘至耻骨联合的平面	肥胖者、儿童
腹部低平	腹部下凹，前腹壁稍低于肋缘至耻骨联合的平面	消瘦者

表1–1–5–2　腹部外形评估异常情况

分类	名称	视诊	常见病
全腹膨隆	腹腔积液	①腹水，大量腹腔积液，仰卧时液体受重力作用下沉于腹腔两侧，腹部外形宽而扁、称为蛙腹	①门静脉高压症、心力衰竭、缩窄性心包炎、肾病综合征

续表

分类	名称	视诊	常见病
		②腹肌紧张，脐部突出，腹外形呈尖突状，称为尖腹	②腹膜炎、腹部肿瘤浸润
	腹内积气	①胃肠道内积气 ②气腹，全腹膨隆，呈球形，两腰部膨出不明显，变换体位时，腹形无明显变化	①肠梗阻、肠麻痹 ②胃肠穿孔、治疗性人工气腹
	腹腔巨大包块	同大量腹内积气，严重者伴脐疝	巨大卵巢囊肿、畸胎瘤、生理状态下可见于足月妊娠
局部膨隆	脏器肿大	①左上腹膨隆 ②上腹部膨隆 ③右上腹膨隆 ④左下腹膨隆 ⑤下腹部膨隆 ⑥右下腹膨隆	①脾大 ②肝左叶肿大、胃癌、胰腺囊肿或肿瘤 ③肝大、胆囊肿大 ④乙状结肠肿瘤或干结粪块 ⑤妊娠、子宫肌瘤、尿潴留

续表

分类	名称	视诊	常见病
			⑥阑尾周围脓肿、回盲部结核或肿瘤、克罗恩病
	腹壁包块	包块在腹壁上，见包块凸起，仰卧时，双手托枕部坐起，肿块被紧张的腹肌托起而变得更加明显；反之，包块在腹腔内	皮下脂肪瘤、结核性脓肿
腹部凹陷	全腹凹陷	严重者前腹壁凹陷几乎紧贴脊柱，肋弓、髂嵴和耻骨联合显露，全腹外形呈舟状，称为舟状腹	消瘦、脱水者、恶性肿瘤、结核、糖尿病、甲亢、神经性畏食症
	局部凹陷	患者立位或增加腹压时，凹陷更加明显	腹部手术或者外伤后瘢痕收缩

（2）呼吸运动

正常：腹式呼吸为主，呼吸时腹壁上下起伏，吸气时上抬，呼气时下陷，常见于成年男性及儿童，女性以胸式呼吸为主。

异常：①腹式呼吸减弱，常见于急性腹痛、腹膜炎、大量腹腔积液、腹腔内巨大肿块或妊娠。②腹式呼吸消失，见于胃肠穿孔所致的急性腹膜炎和膈肌麻痹等。③腹式呼吸增强较少见，常见于肺部或胸膜疾病等胸式呼吸受限。

（3）腹壁静脉

正常：不显露，较瘦者或皮肤较薄而松弛的老年人，腹壁静脉有时隐约可见，但不迂曲，多呈较直的条纹。

异常有腹壁静脉曲张：腹壁静脉明显可见或迂曲变粗，常见于门静脉高压或上、下腔静脉回流受阻而有侧支循环形成时。腹壁静脉血流以脐为中心呈放射状，见于门静脉高压；腹壁和胸壁的静脉血流方向向下，常见于上腔静脉梗阻；腹壁静脉血流向上，一般为下腔静脉梗阻。

曲张静脉血流方向的检查方法：选择一段没有分支的腹壁静脉，将右手示指和中指并拢压在该段静脉上，然后用一手指紧压并向外移动，挤出静脉内血液，至一定距离时放松该手指，另一手指仍紧压不动，观察挤空的静脉是否快速充盈，如迅速充盈，则血流方向是从放松手指端流向紧压的手指端。再用同法，放松另一手指，观察血流方向。

（4）胃肠型与蠕动波

正常：除腹壁菲薄或松弛的老年人和极度消瘦者外，腹部一般看不到胃肠型和蠕动波。

异常：胃肠道梗阻时，梗阻近端的胃或肠段因内容物积聚而饱满隆起，显出各自的轮廓，称为胃型或肠型，同时伴有该部位蠕动波增强，可见蠕动波。幽门梗阻时，可见到胃肠蠕动波自左肋缘下向右缓慢推进，为正蠕动波。有时可见自右向左运行的逆蠕动波。小肠梗阻时，可见腹中部出现横行排列呈多层梯形的肠型，并可见到运行方向不一致，此起彼伏的较大蠕动波。结肠梗阻时，宽大的肠型多见于腹壁的周边。若发生肠麻痹，则蠕动波消失。观察蠕动波时，从侧面呈切线方向更容易发现，也可用手轻拍腹壁诱发后察看。

2. 听诊

（1）肠鸣音：指肠管内气体和液体流动、相互碰撞，产生柔和、多变的水泡音。听诊可在全腹任何部位进行，脐部最清晰。听诊时应在固定部位听诊1分钟以上，注意听频率、强度、音调，正常肠鸣音4～5次/分钟，餐后明显，休息时稀疏而微弱。见表1-1-5-3。

表1-1-5-3　肠鸣音异常表现及常见病

肠鸣音	频率、强度音调	常见病
活跃	＞10次/分钟，不特别高亢	急性肠炎、胃肠道大出血等
亢进	次数增多，响亮、高亢，甚至呈金属音	机械性肠梗阻
减弱	＜4次/分钟，音调微弱	老年性便秘、低钾血症等
消失	3～5分钟未听到肠鸣音	急性腹膜炎或麻痹性肠梗阻等

（2）振水音

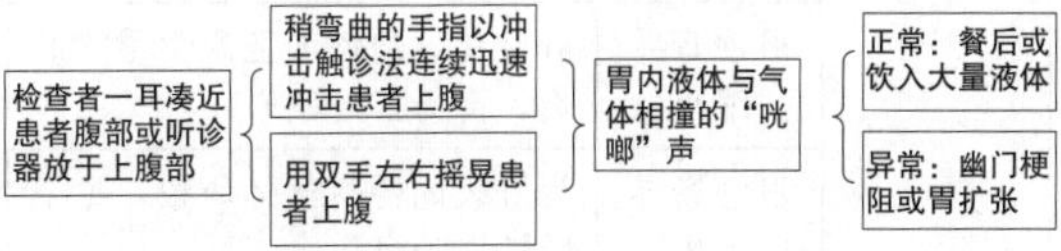

3. 叩诊

腹部叩诊主要以间接叩诊为主，用于了解腹腔实质脏器的大小、位置及有无叩痛，胃肠道充气情况，腹腔内有无积气、积液和肿块等。见表1-1-5-4。

表1-1-5-4　腹部叩诊异常评估及常见病

名称	评估结果	常见病
腹部叩诊	鼓音范围增大	胃肠高度胀气、气腹

续表

名称	评估结果	常见病
腹部叩诊	鼓音范围缩小	肝、脾或其他实质性脏器极度肿大、腹腔内大量积液或肿瘤（叩诊呈浊音或实音）
肝脏叩诊	肝浊音界上移	右肺纤维化、右下肺不张、右肺切除术后、腹部巨大肿物、大量腹腔积液、气腹鼓肠等
	肝浊音界下移	肺气肿、右侧张力性气胸等
	肝浊音界扩大	肝癌、肝脓肿、肝炎、肝淤血、多囊肝等
	肝浊音界缩小	肝硬化、急性或亚急性重症肝炎、胃肠胀气等
	肝浊音界消失	为肝表面覆有气体所致，见于急性胃肠穿孔
	肝区叩击痛	肝炎、肝脓肿、肝癌、肝淤血等
肋脊角叩诊	叩击痛	肾炎、肾盂肾炎、肾结石、肾结核及肾周围炎等
膀胱叩诊	浊音	尿潴留、妊娠的子宫、卵巢囊肿或子宫肌瘤
移动性浊音叩诊	移动性浊音阳性	提示腹腔内游离腹腔积液达1 000mL以上

4. 触诊

触诊时，患者取仰卧位，两腿屈起并稍分开，放松腹肌。护士站于患者右侧，面对患者，前臂与腹平面在同一水平。顺序：先全腹触诊，后脏器触诊。全腹触诊时，先浅触诊，后深触诊，一般自左下腹开始沿逆时针方向依次检查腹部各区。原则是先触诊健康部位，逐渐移向病变区域，以免造成患者感受的错觉。

（1）腹壁紧张度：正常人腹壁有一定张力，因年龄、性别和职业而异，一般触之柔软，较易压陷，称腹壁柔软。腹壁紧张度增加按压腹壁时，阻力较大，有明显抵抗感。见表1–1–5–5。

表1–1–5–5　腹壁触诊紧张度异常情况及常见病

<table>
<tr><th>异常情况</th><th>原因</th><th>常见病</th></tr>
<tr><td rowspan="2">全腹紧张度增加</td><td>腹膜炎症引起腹肌痉挛</td><td>急性胃肠道穿孔、急性弥漫性腹膜炎、结核性腹膜炎、癌性腹膜炎</td></tr>
<tr><td>腹腔内容物增加引起</td><td>肠道胀气、腹腔内大量积液或巨大腹腔肿块</td></tr>
<tr><td>局部腹壁紧张度增加</td><td>腹内脏器炎症累及腹膜</td><td>急性胆囊炎、急性阑尾炎</td></tr>
<tr><td>腹壁紧张度减弱</td><td>腹肌张力减低或消失</td><td>慢性消耗性疾病、大量放腹腔积液后、严重脱水或年老体弱者</td></tr>
</table>

（2）压痛与反跳痛：手指在触诊压痛点处稍停片刻，待压痛感觉趋于稳定后，迅速抬起手指，若患者感觉疼痛骤然加重，并伴有痛苦表情或呻吟，称为反跳痛。腹膜炎患者腹肌紧张、压痛常与反跳痛并存，称腹膜刺激征。见表1-1-5-6。

表1-1-5-6　腹部压痛常见病

压痛部位	常见病
右上腹	肝胆疾病
左上腹	胃部疾病
右下腹	盲肠、阑尾、女性右侧卵巢以及男性右侧精索病变
脐周	小肠、小肠系膜病变
麦氏点	阑尾炎
胆囊点	胆囊炎

（3）肝脏触诊：肝脏触诊时，除须保持腹壁放松外，应嘱患者做深而均匀的腹式呼吸以使肝脏随膈肌运动而上下移动。

单手触诊，护士将右手平置于患者右锁骨中线上肝下缘的下方，4指并拢，掌指关节伸直，示指前端的桡侧与肋缘平行或中指的指端指向肋缘，紧密配合患者的呼吸运动进行触诊。患者深呼气时，腹壁松弛下陷，指端随之压向深部；深吸气时，腹壁隆起，触诊的手指落后于腹壁随之抬起，并以指端向前上迎触随膈肌下移的肝脏。如此反复，自下而上逐渐触向肋缘，直到触及肝缘或肋缘为止。以同样的手法于前正中线上触诊肝左叶。

大小：正常人在右锁骨中线肋缘下一般触不到肝脏，少数可触及，但其下缘于深吸气末肋下不超过1cm，剑突下不超过3cm。肝下缘肋下超出1cm，剑突下超出3cm，且肝上界正常或升高，提示肝大。

质地：一般将肝脏质地分为柔软、质韧和质硬三级。正常人肝脏质地柔软如撅起口唇。

边缘与表面状态：正常肝脏表面光滑、边缘整齐、厚薄一致。

压痛：正常肝脏无压痛，当右心衰竭引起肝淤血肿大，用手压迫肝脏时，由于使回心血量增加，已充血的右心房不能接受回心血液而使颈静脉压上升，表现为颈静脉怒张更明显，称为肝–颈静脉回流征阳性。见表1–1–5–7。

表1–1–5–7　肝脏触诊异常情况及常见病

异常情况	分类	常见病
肝大	弥漫性	肝炎、肝淤血、脂肪肝、白血病、血吸虫病等
	局限性	肝脓肿、肝肿瘤及肝囊肿等

续表

异常情况	分类	常见病
肝小		急性和亚急性重型肝炎、门脉性肝硬化晚期
质地改变	如触鼻尖	慢性肝炎和肝淤血
	肝质韧	急性肝炎及脂肪肝
	如触前额	肝癌、肝硬化
边缘与表面状态	光滑圆钝	肝淤血、脂肪肝
	结节状、厚薄不一	肝癌
	均匀结节状，锐薄不齐	肝硬化
压痛		肝炎或肝淤血

（4）脾脏触诊：单手触诊同肝脏触诊。双手触诊时，患者仰卧位，屈膝屈髋，护士位于患者右侧，左手绕过患者腹前方，将手掌置于其左胸下部第9～11肋处，将脾脏由后向前托起。右手掌平置于脐部，与肋弓大致成垂直方向，如同肝脏触诊，配合呼吸，迎触脾脏，直至触及脾缘或左肋缘为止。见表1-1-5-8。

表1-1-5-8　脾大分类及常见病

分类	评估	常见病
轻	深吸气末脾缘在肋下不超过3cm，质地多较柔软	急慢性肝炎、伤寒等
中	深吸气末脾缘超过肋下3cm，但在脐水平线上者，质地一般较硬	肝硬化、慢性淋巴细胞白血病、淋巴瘤等
高	深吸气末脾缘超过脐水平线或向右超过前正中线，表面光滑	慢性粒细胞白血病、慢性疟疾等
	深吸气末脾缘超过脐水平线或向右超过前正中线，表面不平而有结节	淋巴瘤或恶性组织细胞病等

（5）胆囊触诊：正常情况下，胆囊隐藏于肝脏的胆囊窝内，不能触及。

胆囊肿大：肿大的胆囊一般呈梨形或卵圆形，表面光滑，张力较高，随呼吸而上下移动，超出肝缘及肋缘时，可在右肋下的腹直肌外缘处触及。若肿大的胆囊呈囊性感并有明显压痛，常见于急性胆囊炎；呈囊性感而无压痛，见于壶腹周围癌；有实性感且伴有轻度压痛，见于胆囊结石或胆囊癌。胆囊明显肿大、无压痛，黄疸逐渐加深，称为Courvoisier征，见于胰头癌。

胆囊触痛与Murphy征阳性：有时胆囊有炎症，但尚未肿大或虽已肿大而未达肋缘下，此时，虽不能触及胆囊，但可探测胆囊触痛。检查时，护士将左手掌置于患者的右肋缘部位，拇指指腹以中等度压力勾压于右肋缘与腹直肌外缘交界处（胆囊点），然后嘱患者缓慢深吸气。吸气过程中，有炎症的胆囊下移时碰到用力按压的拇指，即可引起疼痛，此为胆囊触痛，如因剧烈疼痛而吸气中止，称为Murphy征阳性。

（6）膀胱触诊：多采用单手滑动触诊法，患者仰卧，双下肢屈曲，自脐开始向耻骨联合方向触摸。正常膀胱空虚时隐于盆腔内不易触及。膀胱内积尿过多，超出耻骨联合上缘时，可在下腹部触及。增大的膀胱呈扁圆形或圆形，不能用手推动，触之囊性感，按压时憋胀有尿意。极度充盈时触之光滑质硬。膀胱胀大最多见于尿路梗阻、脊髓病，也可见于昏迷患者、腰椎或骶椎麻醉后、手术后局部疼痛患者。

第六节　脊柱与四肢检查

一、脊柱评估

脊柱是躯体活动的枢纽，由7个颈椎、12个胸椎、5个腰椎、5个骶椎和4个尾椎组成。按照视、触、叩进行评估。

（一）视诊

患者双足并拢站立，双臂自然下垂，护士从侧面视诊脊柱有无前凸或后凸畸形，从背面视诊其脊柱有无侧凸畸形，或用手指沿脊柱棘突从上向下划压后，使皮肤出现一条红色充血线，以观察脊柱有无侧凸。见表1–1–6–1。

1. 脊柱弯曲度

生理性弯曲是指正常脊柱呈“S”形，颈椎稍向前凸，胸椎稍向后凸，腰椎明显前凸，骶椎明显后凸4个生理弯曲。见表1–1–6–2。

表1–1–6–1　脊柱病理性变形及常见病

病理变形	视诊	常见病
颈椎变形	直立时颈部出现侧偏、前屈、过度后伸和僵硬感	先天性斜颈

续表

病理变形	视诊	常见病
脊柱后凸	脊柱过度后弯称为脊柱后凸，俗称“驼背”	佝偻病、胸椎结核、强直性脊柱炎等
脊柱前凸	过度向前凸，多发生在腰椎部位	大量腹腔积液、腹腔巨大肿瘤等
脊柱侧凸	正中线向左或向右偏	椎间盘突出症、脊髓灰质炎后遗症

表1-1-6-2　脊柱活动度

名称	前屈	后伸	左右侧弯	旋转（单侧）
全脊柱	128°	125°	73.5°	115°
颈椎	35°～45°	35°～45°	45°	60°～80°
胸椎	30°	20°	20°	35°
腰椎	75°～90°	30°	20°～35°	30°

（二）触诊

患者取端坐位，身体稍向前倾，护士以右手拇指从枕骨粗隆开始自上而下逐个按压脊椎棘突及椎旁肌肉。以第7颈椎棘突为标志计数病变椎体的位置，若有压痛，提示压痛部位可能有病变。脊柱压痛常见于脊柱结核、椎间盘脱出及脊椎外伤或骨折；脊柱两旁肌肉压痛常见于腰背肌纤维炎或劳损。

（三）叩诊

通过叩诊检查脊柱有无叩击痛，常用脊柱叩诊方法有两种。

1. 直接叩诊

检查时以叩诊锤或手指直接叩击各脊柱棘突，观察有无疼痛，多用于胸椎和腰椎的检查。颈椎骨关节损伤时，一般不用此法。

2. 间接叩诊

患者端坐，腰挺直，眼平视，护士左手手掌向下置于其头顶，右手握拳以小鱼际部叩击左手背，询问患者脊柱各部分有无疼痛。脊柱叩击痛阳性见于脊椎结核、骨折及椎间盘突出等。疼痛部位多为病变所在。

二、四肢与关节评估

四肢与关节的检查以视诊和触诊为主，检查内容包括四肢与关节的形态、活动度。

（一）四肢与关节的形态

正常人四肢与关节左右对称，形态正常，无肿胀及压痛，活动不受限。见表1-1-6-3。

表1-1-6-3　四肢与关节异常形态及常见病

异常形态	视诊及常见病
匙状甲	指甲变薄，表面粗糙带条纹，中央凹陷，边缘翘起，见于缺铁性贫血、高原疾病等
杵状指（趾）	指（趾）末端指节明显增厚增宽，从根部到末端拱形隆起呈杵状，晚期可见甲床高于甲面，见于支气管肺癌、支气管扩张、肺脓肿等
肢端肥大	手指、足趾粗而短，手、足背厚而宽，见于肢端肥大症与巨人症
梭形关节	指间关节增生、肿胀呈梭形畸形，重者手指及腕部向尺部偏移，见于类风湿性关节炎
爪形手	掌指关节过伸，指间关节屈曲，骨间肌和大小鱼际萎缩，手呈鸟爪样，见于尺神经损伤、进行性肌萎缩等
猿掌	拇指不能外展、对掌，大鱼际萎缩，手显平坦，见于正中神经损伤
腕垂症	前臂伸直时，可见腕、手指及大拇指不能主动伸直和外展，见于桡神经损伤
餐叉样畸形	侧面观桡骨下端呈餐叉样外观，正面观则呈枪刺状畸形，见于colles骨折
网球肘	肱骨外上髁有局限性压痛，见于肌腱炎症或损伤

续表

异常形态	视诊及常见病
高尔夫肘	肱骨内上髁有压痛，见于肌腱炎症或损伤
方肩	肩关节弧形轮廓消失，肩峰突出，见于肩关节脱位
髋关节畸形	①内收畸形：一侧下肢超越躯体干中线向对侧偏移，且不能外展；②外展畸形：下肢离开中线向外侧偏移，不能内收；③旋转畸形：仰卧位时，正常髌骨及踇趾指向上方，向内外侧偏斜；见于脑瘫、髋关节脱位等
浮髌现象	关节腔内积液时，膝关节均匀性肿胀，膝眼消失突出，多为炎症所致
膝内外翻	①外翻：双膝靠拢时，双踝分离呈X形；②内翻：双踝并拢时双膝分离呈O形；见于佝偻病和人骨病
膝反张	膝关节过度后伸形成向前的反屈状，见于骨髓灰质炎后遗症、膝关节结核
足内、外翻畸形	内翻畸形者足呈固定内翻、内收位，外翻畸形者足呈固定外翻、外展位，见于骨髓灰质炎后遗症、先天性畸形

续表

异常形态	视诊及常见病
扁平足	足纵弓塌陷，足跟外翻，前半足外展，形成足旋前畸形，横弓塌陷，前足增宽，足底前部形成胼胝，多为先天性异常
弓形足	足纵弓高起，横弓下陷，足背隆起，足趾分开，见于下肢神经麻痹
马蹄足	踝关节跖屈，前半足着地，见于跟腱挛缩或腓总神经麻痹
跟足畸形	足不能跖屈，伸肌牵拉使踝关节背伸，行走和站立时足跟着地，见于小腿三头肌麻痹
肌肉萎缩	肌炎或肢体失用所致的部分或全部肌肉组织体积缩小、松弛无力，常见于偏瘫、外伤性截瘫，周围神经炎等
下肢静脉曲张	小腿静脉呈蚯蚓状弯曲、怒张，重者感腿部肿胀、局部皮肤颜色暗紫或有色素沉着，见于栓塞性静脉炎等
水肿	肢体肿胀，指压凹陷或无凹陷，由局部或全身因素所致

（二）四肢与关节的运动

嘱患者做主动或被动运动，包括屈、伸、内收、外展及旋转等，观察关节的活动度、有无活动受限或疼痛、异常声音或摩擦感。正常关节活动不受限，各关节活动范围如下。见表1-1-6-4。

表1-1-6-4 肢体关节活动范围

关节名称	前屈	后伸	内收	外展	内旋	外旋
腕关节	50°～60°	30°～60°	25°～30°	30°～40°		
肘关节	130°～150°	5°～10°			80°～90°	80°～90°
肩关节	135°	45°	45°～50°	90°	90°	30°
髋关节	130°～140°	15°～30°	20°～30°	30°～45°	45°	45°
膝关节	120°～150°	5°～10°				
踝关节	40°～50°	20°～30°	内翻30°	外翻30°		
跖趾关节	30°～40°	45°				

上述关节活动不能达到各自的活动幅度时，为关节运动障碍。如关节炎症、创伤、肿瘤及退行性病变等，可引起疼痛、肌肉痉挛、关节囊及周围组织炎症或粘连。

第七节　神经系统检查

神经系统检查主要包括脑神经、运动功能、感觉功能、神经反射以及自主神经的检查。进行神经系统检查时，首先要确定患者对外界刺激的反应状态，即意识状态。

一、脑神经评估

脑神经共有12对，脑神经检查对颅脑病变的定位诊断有重要的意义。脑神经口诀：一嗅二视三动眼，四滑五叉六外展，七面八听九舌咽，迷走及副舌下全。见表1-1-7-1。

表1-1-7-1　脑神经评估方法

神经名称		评估方法
嗅神经		用单侧鼻孔辨别气味，选用日常生活中熟悉的醋、酒、香皂等3种不同气味的物品
视神经	视力	用视力表→数手指→指动检测→查光感
	视野	相对而坐隔约1m，检查时，嘱患者闭上对侧眼，评估者的手指从上、下、左、右4个方向从外侧向内侧移动时，让患者看到手指就告诉评估者
	眼底	用检眼镜检查视神经乳头、动静脉

续表

神经名称		评估方法
动眼滑车外展神经	外观	观察睑裂有无增宽变窄、两侧是否对称，有无睑下垂，眼球有无凸出、内陷、斜视或偏斜
	眼球运动、眼外肌功能	嘱患者头部不动，双眼注视护士手指，并随之向左右、左上、左下、右上、右下方向移动，在每个方向的极点都停留片刻以观察有无眼震和眼球活动受限。并问患者有无复视，在哪个方向复视最明显
	瞳孔	患者向前平视，记录双侧瞳孔的形状和大小。用手电筒光从侧面照射一眼，观察瞳孔直接与间接对光反射。患者双眼看护士的手指，手指从1m远快速移至距患者鼻前数厘米处，观察两眼瞳孔缩小及内聚
三叉神经	面部感觉	以温（凉）物体、棉花丝分别检查面部痛觉、温度觉及触觉，两侧对比
	咀嚼运动	先观察咬肌及咀嚼肌有无萎缩，然后嘱患者做咀嚼动作，比较两侧肌力强弱，将手置于患者颏下向上用力，嘱患者张口，感受张口的肌力，观察有无下颌偏斜

续表

神经名称		评估方法
面神经	运动	观察两侧额纹、眼裂、鼻唇沟和口角是否对称。请患者作皱额、皱眉、闭目、露齿、鼓腮和吹口哨等动作，观察两侧是否对等
	味觉	以棉签蘸少许含醋、盐、糖的溶液，轻擦于一侧舌前部，请患者用手指指出某个预定的符号味道，每种味觉测验完毕用水漱口
位听神经	听力	在安静室内，嘱患者闭目，检查者用手掌堵塞患者一侧耳郭及外耳道，手持手表自1m之外逐渐移近患者另一侧耳部，直至听到声音，并记录距离，同法测对耳，正常人1m处即可听到
	前庭功能	询问患者有无眩晕、平衡失调及自发性眼球震颤
舌咽、迷走神经	运动	嘱患者张口发“啊”音，观察两侧软腭上抬是否有力、对称，腭垂有无偏斜
	感觉	嘱患者张口，用棉签轻触两侧软腭和咽后壁，询问患者的感觉。舌后⅓味觉减退为舌咽功能损害
	咽反射	用压舌板分别轻触两侧咽后壁，正常者出现咽部肌肉收缩和舌后缩

续表

神经名称	评估方法
副神经	观察胸锁乳突肌与斜方肌有无萎缩。一手置于患者腮部，嘱患者对抗阻力转颈，以测试胸锁乳突肌的肌力；将两手置于患者双肩向下压，嘱患者对抗阻力耸肩，以测试斜方肌的肌力
舌下神经	检查时嘱患者伸舌，观察有无舌偏斜、舌肌萎缩或颤动。单侧舌下神经麻痹时，伸舌向患侧偏斜，常见于脑血管病变；双侧舌下神经麻痹时，舌不能伸出口外，伴有语言及吞咽困难

二、感觉功能评估

检查感觉功能时，环境须安静，患者必须意识清晰。检查从感觉障碍区向正常部位移行，若感觉过敏则由健侧向障碍区移行，注意两侧对比。为避免主观或暗示作用，检查时患者应闭目。见表1-1-7-2。

表1-1-7-2　感觉功能评估

名称	检查项目	评估方法
浅感觉	痛觉	用叩诊锤的针尖轻刺皮肤，让患者回答有无疼痛的感觉

续表

名称	检查项目	评估方法
浅感觉	触觉	用棉絮轻触患者皮肤，让患者回答有无感觉
	温度觉	分别用盛有5°～10°冷水的试管和盛有40°～50°热水的试管交替接触患者皮肤，让患者辨别冷热
深感觉	运动觉	检查者以手指夹住患者手指或足趾两侧，做被动伸或屈的动作，让患者辨别移动的方向，如感觉不明确可加大运动幅度或测试较大关节
	位置觉	将患者肢体摆成某一姿势，让患者说出该姿势，或用对侧肢体模仿
	振动觉	将振动的音叉柄端置于骨隆起处，如桡骨茎突、尺骨小头、内踝或外踝，让患者回答有无振动的感觉和持续的时间
复合感觉	皮肤定位觉	用叩诊锤柄端轻触患者皮肤，让患者指出被触部位
	两点辨别觉	用分开一定距离的叩诊锤的两尖端接触患者的皮肤，两点需同时刺激，用力相等，如感觉为两点，再缩小两尖端的距离，直至患者感觉为一点，测量感觉为两点的最小距离

续表

名称	检查项目	评估方法
复合感觉	体表图形觉	检查者以手指或棉签在患者皮肤上画简单的几何图形或阿拉伯数字（1,2,3等），让患者辨认
	实体觉	将患者熟悉的常用物品（如钢笔、木梳、钥匙、硬币等）置于患者手中，让其触摸后说出

三、运动功能评估

运动分为自主运动和不自主运动两种。自主运动由锥体束支配，不自主运动由锥体外系和小脑司理。

（一）肌力

肌力是指肌肉做自主运动时的最大收缩力。检查时嘱患者用力做肢体伸屈运动，护士分别从相反的方向测试患者对阻力的克服力量，注意两侧肢体的对比。自主运动时肌力减退称不完全性瘫痪，肌力消失称完全性瘫痪。见表1-1-7-3。

表1-1-7-3　瘫痪类型及常见病

名称	临床表现	常见病
单瘫	为单一肢体瘫痪	脊髓灰质炎

续表

名称	临床表现	常见病
偏瘫	为一侧肢体（上、下肢）瘫痪，常伴有同侧脑神经损害	脑出血、脑动脉血栓形成、脑栓塞、脑肿瘤
截瘫	多为双侧下肢瘫痪	脊髓外伤、炎症等所致脊髓横贯性损伤
交叉性偏瘫	同侧周围性脑神经麻痹及对侧肢体的中枢性偏瘫	一侧脑干损害

（二）肌张力

肌张力是指静息状态下肌肉的紧张度。检查时嘱患者完全放松被检查肢体，通过触诊肌肉的硬度及根据肌肉完全松弛时关节被动运动时的阻力做出肌张力是否正常的判断。

1. 肌张力增高

触摸肌肉坚实，做被动运动时阻力增加。见于锥体束或锥体外系损害。

2. 肌张力降低

触摸肌肉松软，伸屈肢体时阻力降低，关节运动范围扩大，可表现为关节过伸。见于周围神经炎、脊髓前角灰质炎或小脑病变等。

（三）不自主运动

指在意识清晰的情况下，随意肌不自主收缩而产生的一些无目的的异常动作，多为锥体外系损害的表现。见表1-1-7-4。

表1-1-7-4　不自主运动类型及常见病

名称		临床表现	常见病
震颤	静止性震颤	静止时出现，运动时减轻，睡眠时消失，常伴肌张力增高	帕金森病
	姿势性震颤	身体保持某种姿势时出现，运动及休息时消失	用肾上腺素后、甲状腺功能亢进症、焦虑状态
	动作性震颤	在动作时出现，动作终末愈接近目的物时愈明显，休息时消失	小脑疾患
手足抽搐		手足肌肉呈紧张性痉挛，在上肢表现为腕部屈曲、手指伸展、指掌关节屈曲、拇指内收靠拢掌心并与小指相对。在下肢表现为踝关节与趾关节皆呈屈曲状	低钙血症和碱中毒

续表

名称	临床表现	常见病
舞蹈样运动	面部肌肉及肢体的快速、不规则、无目的、不对称的不自主运动，表现为“做鬼脸”、转颈、耸肩、手指间断性伸屈、摆手和伸臂等舞蹈样动作，常难以维持一定的姿势，睡眠时可减轻或消失	儿童期脑风湿性病变

（四）共济运动

共济运动是指机体完成任一动作时所依赖的某组肌群协调一致的运动，其协调有赖于小脑、前庭神经、深感觉及锥体外系的共同参与。当上述结构发生病变，动作协调发生障碍时，称为共济失调。见表1-1-7-5。

表1-1-7-5　共济运动的检查及异常变化

名称	检查方法	异常变化
指鼻试验	患者将前臂外旋、伸直，用示指触自己的鼻尖，先	小脑半球病变者同侧指鼻不准；睁眼时指鼻准确，闭眼

续表

名称	检查方法	异常变化
指鼻试验	慢后快，先睁眼后闭眼，重复做上述动作	时出现障碍为感觉性共济失调
跟-膝-胫试验	患者仰卧，先抬起一侧下肢，然后将足跟置于另一侧膝部下端，并沿胫骨滑下至足背，先睁眼后闭眼，重复进行	小脑损害时动作不稳，感觉性共济失调者闭眼时足跟难以寻到膝盖
轮替动作	患者伸直手掌并反复做快速旋前、旋后动作	共济失调者动作缓慢，不协调
Romberg征	患者直立，两臂前伸，双足并拢，然后闭目	闭眼时站不稳而睁眼时能站稳，提示双下肢有深感觉障碍，为感觉性共济失调。闭目睁目皆不稳，提示小脑蚓部病变

四、神经反射评估

神经反射是通过反射弧完成的，并且受高级神经反射中枢控制。反射弧包括感受器、传入神经、中枢、传出神经和效应器。临床根据刺激部位不同，将反射分为浅反射和深反射两部分。

（一）浅反射

刺激皮肤、黏膜或角膜引起的反应称为浅反射。见表1-1-7-6。

表1-1-7-6　各种浅反射检查方法及肌肉神经支配

反射	检查方法	反应	肌肉	神经
角膜反射	用细棉签纤维由患者视野外向眼内接近并轻触角膜	眼睑迅速闭合	眼轮匝肌	三叉神经
上腹壁反射	划过腹部上部皮肤（肋缘下）	上腹壁收缩	腹横肌	肋间神经
中腹壁反射	划过腹部中部皮肤（平脐）	中腹壁收缩	腹斜肌	肋间神经
下腹壁反射	划过腹部下部皮肤（腹股沟）	下腹壁收缩	腹直肌	肋间神经
提睾反射	刺激大腿上部内侧皮肤	睾丸上举	提睾肌	生殖股神经
正常跖反射	用棉签杆沿足底外侧，由足跟向前划至小趾根部足掌时再转向踇指侧	足趾及足向跖面屈曲	屈趾肌等	坐骨神经
病理跖反射		趾向足背伸直，其余足趾呈扇面张开	屈趾肌等	坐骨神经

续表

反射	检查方法	反应	肌肉	神经
肛门反射	轻划或针刺肛门附近	外括约肌收缩	肛门括约肌	肛尾神经

（二）深反射

刺激骨膜、肌腱引起的反应称为深反射。检查时应嘱患者完全放松受检肢体。护士叩击力量要均等，注意两侧对比。见表1-1-7-7。

表1-1-7-7　各种深反射检查方法及肌肉神经支配

反射	检查方法	反应	肌肉	神经
肱二头肌反射	叩击置于肱二头肌腱上的拇指	肘关节屈曲	肱二头肌	肌皮神经
肱三头肌反射	叩击尺骨鹰嘴上方的肱三头肌腱	肘关节伸直	肱三头肌	桡神经
桡骨膜反射	叩击桡骨茎突	前臂旋前、屈肘	肱桡肌	桡神经
膝腱反射	叩击髌骨下方股四头肌肌腱	膝关节伸直	股四头肌	股神经
跟腱反射	叩击跟腱	足向跖面屈曲	腓肠肌	胫神经

（三）病理反射

脑膜刺激征包括颈项强直、布鲁金斯氏征、克尼格氏征。脑膜刺激征阳性一般提示脑膜炎或蛛网膜下腔出血等神经系统疾病。见表1-1-7-8。

表1-1-7-8　病理反射评估及常见病

名称	评估方法	评估结果	常见病
Babinski征	用棉签杆沿患者足底外侧缘，由后向前划至小趾跟部再转向内侧	正常足趾向跖面屈曲；异常（踇）趾背伸，其余四趾呈扇形展开	锥体束损害
Oppenheim征	用拇指和示指从膝关节下沿胫骨前缘用力由上向下滑压到踝关节上方	正常足趾向跖面屈曲；异常（踇）趾背伸，其余四趾呈扇形展开	锥体束损害
颈部阻力	以手托扶患者枕部做被动屈颈动作，测试颈肌抵抗力	正常颈部柔软，活动自如；异常时抵抗力增强	脑膜炎症、蛛网膜下腔出血、脑脊液压力增高
Kernig征	先将患者一侧下肢髋、膝关节屈曲呈直角并保持不变，再将其小腿尽量上抬伸膝	正常膝关节可伸135°以上；异常时伸膝受限并伴有疼痛与屈肌痉挛	

续表

名称	评估方法	评估结果	常见病
Brudzinski征	患者仰卧，下肢伸直，护士一手置于患者胸前，另一手托其枕部使头部前屈	病理表现为两侧膝关节和髋关节同时屈曲	
Lasegue征	患者仰卧，下肢伸直，护士一手置于膝关节上，使下肢维持伸直位，同时另一手将下肢尽量上抬	正常下肢可抬高70°以上；不到30°出现由上而下的放射性疼痛为异常	坐骨神经痛、腰椎间盘突出症、腰骶神经根炎

五、自主神经功能评估

自主神经分为交感神经与副交感神经。其主要功能是调整内脏、血管、竖毛肌和腺体等的活动。

（一）一般观察

1. 皮肤及黏膜

皮肤及黏膜是反应自主神经功能的重要部位，应注意有无下列改变：①色泽：苍白、潮红、红斑、发绀等；②质地：光滑、变硬、增厚、脱屑、潮湿、干燥；③水肿；④溃疡等。

2. 出汗

有无全身或局部出汗过多、过少或无汗。

交感神经短期损害，血管扩张、充血，局部皮肤潮红，温度升高；长期损害，血管调节功能丧失，局部皮肤发绀、湿冷、温度降低。

（二）自主神经反射

表1-1-7-9　自主神经反射评估

项目	评估方法
眼心反射	患者仰卧片刻后闭眼，自测1分钟脉搏数，评估者用左手示指、中指分别置于眼球两侧逐渐加压，以患者不痛为限，加压20～30秒后再次计数1分钟脉率，并与加压前比较，正常人可减少10～12次/分钟
卧立位试验	先测患者平卧位1分钟脉率，然后迅速站立，再测1分钟脉率；或先测患者立位时1分钟脉率，然后迅速卧位，再测1分钟脉率
皮肤划痕试验	用钝尖物以适当力度在皮肤上划过，正常时数秒后皮肤先出现白色划痕（血管收缩），高出皮面，以后变红

续表

项目	评估方法
竖毛反射	将冰块置于患者颈后或腋窝，数秒钟后可见竖毛肌收缩，毛囊处隆起如鸡皮。竖毛肌由交感神经支配，根据竖毛肌障碍部位来判断交感神经功能障碍的范围
发汗试验	以碘1.5g，蓖麻油10.0mL，与95%酒精100mL混合成淡碘酊涂于皮肤，干后再敷以淀粉。皮下注射毛果芸香碱10mg，作用于交感神经节后纤维而引起出汗，出汗处淀粉变黄色，无汗处颜色不变，可协调判断交感神经功能障碍的范围
VaLsaLva 动作	患者深吸气后，在屏气状态下用力做吸气动作10～15秒。计算此期间最长心搏与最短心搏间期的比值，正常人大于或等于1.4。若小于1.4，提示压力感受器功能不灵敏或其反射弧的传入纤维或传出纤维损害

第二章 临床常见症状评估

第一节 症状预警评估

一、发热

（一）评估前提

熟悉患者的病史、既往史及相关阳性检查结果。

（二）问诊

1. 发热时间。
2. 发热持续时间。
3. 热退情况。
4. 影响发热的因素，包括原因或诱因。
5. 伴随的症状（皮疹、黄疸、腹泻、恶心、呕吐、头痛、肌肉酸痛、寒战、抽搐等）。

（三）体查

1. 测量生命体征：体温、呼吸、脉搏、血压。
2. 视诊：神志、精神、面容、皮肤、黏膜有无皮疹、瘀点，发热伴皮肤黄染等。

3. 触诊：肝、脾、淋巴结有无肿大。

4. 听诊：有无肺部干湿性啰音或者实变体征等，有无发热与心率不成比例，心率增快超过发热程度，心脏杂音发生明显改变，发热伴心包摩擦音或者心包积液体征。

（四）评估分级

1. 危重

（1）体温≥41℃。

（2）脉搏≥130次/分钟或≤40次/分钟。

（3）呼吸≥30次/分钟或≤8次/分钟。

（4）收缩压＜70mmHg或低于基础血压的30%，或收缩压≥200mmHg。

（5）血氧饱和度≤85%。

（6）意识障碍如谵妄、嗜睡、昏迷，或伴随临床症状（抽搐、脑膜刺激征、病理反射阳性、脑疝、视乳头水肿等）。

（7）高热伴有多脏器功能衰竭表现，如严重出血、DIC形成等。

2. 急症

（1）39℃≤体温＜41℃。

（2）脉搏101～129次/分钟或41～50次/分钟。

（3）呼吸21～29次/分钟或9～14次/分钟。

（4）收缩压80～90mmHg或低于基础血压的20%，或180mmHg≤收缩压＜200mmHg。

（5）血氧饱和度86%～95%。

（6）高热伴随其他不适：畏寒、寒战、皮疹、黄疸、腹泻、恶心、呕吐、头痛、肌肉酸痛、儿童有惊厥等。

3. 轻症

（1）体温＜39℃。

（2）脉搏≤100次/分钟或≥60次/分钟。

（3）14次/分钟＜呼吸＜20次/分钟。

（4）面部潮红，精神尚可。

（5）伴随轻度症状，如鼻塞流涕、咽痛、咳嗽等。

二、咳嗽与咳痰

（一）评估前提

熟悉患者的病史、既往史及相关阳性检查结果。

（二）问诊

1. 咳嗽时间长短和节律。
2. 咳嗽性质及程度。
3. 咳痰：痰液的颜色、性质、量、气味。

4. 影响咳嗽、咳痰的因素，包括原因或诱因。

5. 伴随的症状（发热、胸痛、失眠、头痛、咯血、呼吸困难等）。

（三）体查

1. 测量生命体征，尤其是体温、呼吸形态。

2. 视诊：神志、呼吸形态，皮肤、黏膜有无脱水、多汗、发绀，有无消瘦及营养不良，胸廓的形态有无异常，两肺呼吸运动是否一致，咳痰的量及痰的颜色，观察肢端有无杵状指等；有无咯血或痰中带血。

3. 触诊：胸部有无捻发音，有无压痛等。

4. 听诊：肺部有无干湿罗音、哮鸣音、痰鸣音，咳嗽的音色等。

（四）评估分级

1. 危重

（1）脉搏≥130次/分钟或≤40次/分钟。

（2）呼吸≥30次/分钟或≤8次/分钟。

（3）收缩压＜70mmHg或低于基础血压的30%，或收缩压≥200mmHg。

（4）血氧饱和度≤85%。

（5）意识水平改变（意识模糊）。

（6）24小时痰量超过100mL。

（7）持续性干咳伴有咯血。

（8）伴有多脏器功能衰竭表现，如左心衰竭、肺栓塞、大量胸腔积液等。

2. 急症

（1）脉搏101～129次/分钟或41～50次/分钟。

（2）呼吸21～29次/分钟或9～14次/分钟。

（3）收缩压80～90mmHg或低于基础血压的20%，或180mmHg≤收缩压＜200mmHg。

（4）血氧饱和度86%～95%。

（5）持续性干咳，或突然出现的干性或刺激性咳嗽。

（6）神志紧张、疲乏无力，伴随其他不适（发热、胸痛、咯血、哮鸣音等）。

3. 轻症

（1）少量咳嗽、咳痰。

（2）生命体征正常。

（3）伴或不伴有轻度症状，如鼻塞流涕、反酸等。

三、呼吸困难

（一）评估前提

熟悉患者的病史、既往史及相关阳性检查结果。

（二）问诊

1. 起病缓急。

2. 呼吸困难的具体表现：吸气性呼吸困难、呼气性呼吸困难、混合性呼吸困难。

3. 影响呼吸困难的因素，包括原因或诱因。

4. 伴随的症状：发热、胸痛、咳嗽、咳痰、发绀、咯血等。

（三）体查

1. 生命体征及血氧饱和度测量，尤其是呼吸的频率、深度和节律，脉搏、血压、血氧饱和度等。

2. 视诊：神志有无烦躁不安、神志恍惚、谵妄或昏迷；面容与表情是否存在口唇发绀、表情痛苦、鼻翼煽动、张口或点头呼吸；呼吸的频率、深度和节律，呼吸是深而快还是浅而慢，有无潮式呼吸；胸部有无创伤、是否有桶状胸，有无三凹征。

3. 触诊：胸部有无肿块、液波感、压痛等。

4. 听诊：肺部双侧呼吸音，有无弥漫性哮鸣音、两肺底有无湿罗音等。

（四）评估分级

1. 危重

（1）脉搏≥130次/分钟或≤40次/分钟。

（2）呼吸≥30次/分钟或≤8次/分钟或潮式呼吸。

（3）收缩压＜70mmHg或低于基础血压的30%，或收缩压≥200mmHg。

（4）血氧饱和度≤85%。

（5）意识水平改变（意识障碍），或伴有严重的三凹征。

（6）熟睡中突感胸闷憋气而惊醒，被迫坐起、惊恐不安、咳嗽、咳出大量浆液性血性痰或粉红色泡沫痰。

（7）呼出气体可有尿味、烂苹果味。

（8）胸部有开放性伤口。

2. 急症

（1）脉搏101～129次/分钟或41～50次/分钟。

（2）呼吸21～29次/分钟或9～14次/分钟。

（3）收缩压80～90mmHg或低于基础血压的20%，或180mmHg≤收缩压＜200mmHg。

（4）血氧饱和度86%～95%。

（5）胸部皮下有捻发音。

（6）表情痛苦、注意力不集中、烦躁不安、神情恍惚等，伴随其他不适（咳嗽、发热、胸痛、头痛等）。

3. 轻症

（1）患者主诉轻度呼吸困难。

（2）生命体征正常。

（3）无伴随症状。

四、咯血

（一）评估前提

熟悉患者的病史、既往史及相关阳性检查结果。

（二）问诊

1. 出血的方式，血中有无混合物等。
2. 咯血的颜色和性状。
3. 咯血的量。
4. 影响咯血的因素，包括原因或诱因。
5. 伴随的症状（发热、胸痛、呼吸困难等）。

（三）体查

1. 生命体征及血氧饱和度测量，尤其是呼吸的频率、深度和节律，脉搏、血压、血氧饱和度等。

2. 视诊：表情紧张或惊恐、大汗淋漓、两手乱动或手指喉头，有无出现发绀、全身抽搐，有无结核面容、盗汗、消瘦，皮肤黏膜有无出血、杵状指等。

3. 触诊：肝、脾、淋巴结有无肿大等。

4. 听诊：肺部有无湿罗音等。

（四）评估分级

1. 危重

（1）脉搏≥130次/分钟或≤40次/分钟。

（2）呼吸≥30次/分钟或≤8次/分钟或潮式呼吸。

（3）收缩压＜70mmHg或低于基础血压的30%，或收缩压≥200mmHg。

（4）血氧饱和度≤85%。

（5）咯血量＞500mL/天或一次性咯血＞100mL。

（6）极度衰竭无力咳嗽者。

（7）应用镇静剂或镇咳药使咳嗽反射受到严重抑制者。

（8）精神高度紧张或恐惧，胸闷，嘴唇发绀、大汗淋漓、痛苦表情，双手无目的抓挠喉或胸部，表明出现窒息先兆。

（9）合并支气管扩张、肺结核、肺脓肿、急性心肌梗死等。

2. 急症

（1）脉搏101～129次/分钟或41～50次/分钟。

（2）呼吸21～29次/分钟或9～14次/分钟。

（3）收缩压80～90mmHg或低于基础血压的20%，或180mmHg≤收缩压＜200mmHg。

（4）血氧饱和度86%～95%。

（5）咯血量100~500mL/天。

（6）精神紧张、恐惧不安、面色苍白、出冷汗者；并伴有咳嗽、发热、胸痛、呼吸困难等。

3. 轻症

（1）咯血量＜100mL/天。

（2）生命体征正常。

（3）无伴随症状。

五、头痛

（一）评估前提

熟悉患者的病史、既往史及相关阳性检查结果。

（二）问诊

1. 头痛部位。

2. 头痛程度及性质。

3. 头痛出现及持续时间。

4. 头痛诱发及缓解因素。

5. 头痛伴随症状（呕吐、发热、眩晕、视力障碍、意识障碍等）。

（三）体查

1. 测量生命体征及血氧饱和度。

2. 视诊：神志、精神、面色、头部皮肤情况、有无出血、外伤等。

3. 触诊：检查头面部有无压痛、肿块疼痛，四肢肌力等。

（四）评估分级

1. 危重

（1）呼吸≥30次/分钟或≤8次/分钟。

（2）脉搏≥130次/分钟或≤40次/分钟。

（3）收缩压<70mmHg或低于基础血压的30%，或收缩压≥200mmHg。

（4）血氧饱和度≤85%。

（5）面色苍白、皮肤湿冷，意识水平改变（意识模糊），瞳孔不等大，对光反射迟钝或消失等。

（6）突然发生的重度疼痛，伴脑膜刺激征、喷射状呕吐等症状。

2. 急症

（1）呼吸21～29次/分钟或9～14次/分钟。

（2）脉搏101～129次/分钟或41～50次/分钟。

（3）收缩压80～90mmHg或低于基础血压的20%，或180mmHg≤收缩压<200mmHg。

（4）血氧饱和度86%～95%。

（5）中度疼痛、表情痛苦、出冷汗。

（6）有脑血管病史，伴随其他不适：视力模糊、眩晕、恶心、呕吐、癫痫发作等症状。

3. **轻症**

（1）轻度疼痛。

（2）生命体征正常。

（3）无伴随症状。

六、胸痛

（一）评估前提

熟悉患者的病史、既往史及相关阳性检查结果。

（二）问诊

（1）疼痛的部位及其放射部位。

（2）疼痛持续时间。

（3）疼痛程度及性质。

（4）影响疼痛的因素，包括诱发因素、加重与缓解因素。

（5）伴随症状（咳嗽、咳痰、吞咽困难、咯血、头晕、恶心、呕吐等）。

（三）体查

（1）做心电图。

（2）测量生命体征及血氧饱和度。

（3）视诊：神志，精神，面色，四肢皮肤温度及湿度，胸部皮肤有无局限性红肿、瘀斑、出血点及疱疹，双侧胸部对称性，呼吸协调性及快慢深浅，下肢有无肿胀，胸部有无开放性伤口等。

（4）触诊：胸部有无肿块、捻发音、压痛等。

（5）听诊：双侧呼吸音。

（四）评估分级

1．危重

（1）呼吸≥30次/分钟或≤8次/分钟。

（2）脉搏≥130次/分钟或≤40次/分钟。

（3）收缩压＜70mmHg或低于基础血压的30%。

（4）血氧饱和度≤85%。

（5）面色苍白、皮肤湿冷。

（6）意识水平改变（意识模糊）。

（7）持续重度疼痛、性质呈撕裂样或压榨性。

2．急症

（1）呼吸 21～29次/分钟或9～14次/分钟。

（2）脉搏101～129次/分钟或41～50次/分钟。

（3）收缩压80～90mmHg或低于基础血压的20%。

（4）血氧饱和度86%～95%。

（5）出冷汗。

（6）中度疼痛、表情痛苦。

（7）有心血管病史。

（8）伴随其他不适：头晕、恶心、呕吐、咯血等。

3. 轻症

（1）轻度疼痛。

（2）生命体征正常。

（3）无伴随症状。

七、腹痛

（一）评估前提

熟悉患者的病史、既往史及相关阳性检查结果。

（二）问诊

1. 腹痛部位、性质、程度、持续时间。

2. 大便情况：次数、性状、颜色、气味，是否有粪便嵌塞、便秘、失禁等。

3. 小便情况：尿液颜色，是否有多尿、少尿或无尿，有无膀胱刺激征。

4. 阴道出血情况：颜色、量。

5. 影响腹痛的因素，包括诱发因素、加重与缓解因素。

6. 伴随症状：发热、呕吐、腹泻、血便、血尿、黄疸等。

（三）体查

1. 测量生命体征。

2. 视诊：神志、腹部外观、大小便颜色、形状及阴道出血颜色、量。

3. 触诊：腹部触诊，确定疼痛区域及腹部情况。

4. 听诊：肠鸣音是正常还是亢进、减弱、消失。

（四）评估分级

1. 危重

（1）呼吸≥30次/分钟或≤8次/分钟。

（2）脉搏≥130次/分钟或≤40次/分钟。

（3）收缩压＜70mmHg或低于基础血压的30%。

（4）血氧饱和度＜85%。

（5）神志淡漠、神志烦躁或不安。

（6）剧烈腹痛，伴有压痛、反跳痛、板状腹。

（7）尿妊娠试验阳性，后穹隆穿刺不凝血，阴道出血量＞月经量。

2. 急症

（1）呼吸21～29次/分钟或9～14次/分钟。

（2）脉搏101～129次/分钟或41～50次/分钟。

（3）收缩压80～90mmHg或低于基础血压的20%。

（4）血氧饱和度86%～95%。

（5）表情痛苦，伴有发热，呕吐，停止排便、排气。

（6）中度腹痛，有压痛，有反跳痛。

（7）尿妊娠试验阳性，阴道出血量>月经量。

3. 轻症

（1）轻度腹痛，轻压痛，无反跳痛。

（2）尿妊娠试验阳性，阴道出血量<月经量。

（3）生命体征正常。

（4）无伴随症状。

八、眩晕

（一）评估前提

熟悉患者的病史、既往史及相关阳性检查结果。

（二）问诊

1. 眩晕持续时间。

2. 眩晕的诱发及缓解因素。

3. 眩晕伴随症状：恶心、呕吐、耳鸣、耳聋、面色苍白、眼震等。

（三）体查

1. 测量生命体征及血氧饱和度。

2. 视诊：神志、精神、面色、步态情况、瞳孔等。

3. 触诊：触诊颈部淋巴结有无肿大；触诊观察颈椎结构有无异常，旋转颈椎问患者有无天旋地转感。

（四）评估分级

1. 危重

（1）呼吸≥30次/分钟或≤8次/分钟。

（2）脉搏≥130次/分钟或≤40次/分钟。

（3）收缩压＜70mmHg或低于基础血压的30%，或收缩压≥200mmHg。

（4）血氧饱和度≤85%。

（5）面色苍白、皮肤湿冷。

（6）意识水平改变（意识模糊）。

（7）眩晕持续发作，伴频繁呕吐、耳鸣、耳聋、大小便失禁、肢体瘫痪等症状。

2. 急症

（1）呼吸 21～29次/分钟或9～14次/分钟。

（2）脉搏100～110次/分钟或41～50次/分钟。

（3）收缩压80～90mmHg或低于基础血压的20%，或180mmHg≤收缩压＜200mmHg。

（4）血氧饱和度86%～95%。

（5）精神紧张、焦虑，痛苦表情。

（6）眩晕持续发作，伴有恶心、呕吐、视物旋转、步态不稳等。

3. 轻症

（1）眩晕间歇发作。

（2）生命体征正常。

（3）伴轻度恶心或视物旋转等症状。

九、心悸

（一）评估前提

熟悉患者的病史、既往史及相关阳性检查结果。

（二）问诊

1. 起病的诱因。

2. 心悸持续时间及频率。

3. 心悸伴随症状：头晕、视线模糊、晕厥、气促、疼痛、呼吸困难等。

（三）体查

1. 做心电图。

2. 测量生命体征及血氧饱和度。

3. 视诊：神志、精神、面色、皮肤情况等。

4. 听诊：心率的快慢、心律是否整齐。

（四）评估分级

1. 危重

（1）呼吸≥30次/分钟或≤8次/分钟。

（2）脉搏/心率≥130次/分钟或≤40次/分钟。

（3）收缩压＜70mmHg或低于基础血压的30%，或收缩压≥200mmHg。

（4）血氧饱和度≤85%。

（5）面色苍白、皮肤湿冷。

（6）意识水平改变（意识模糊）。

（7）突然发作的心悸，伴晕厥、气促、呼吸困难、发绀、心前区疼痛等症状。

2. 急症

（1）呼吸 21～29次/分钟或9～14次/分钟。

（2）脉搏101～129次/分钟或41～50次/分钟。

（3）收缩压80～90mmHg或低于基础血压的20%，或180mmHg≤收缩压＜200mmHg。

（4）血氧饱和度86%～95%。

（5）反复发作心悸，伴发热、贫血、胸闷、精神紧张、焦虑等症状。

3. 轻症

（1）心悸偶有发作。

（2）生命体征正常。

（3）无伴随症状。

十、呕吐

（一）评估前提

熟悉患者的病史、既往史及相关阳性检查结果。

（二）问诊

1. 呕吐的类型、时间、呕吐物的性质。

2. 饮食情况：询问有无进食过生冷、不卫生、过期、隔夜等食品（集体进食包括询问同食者的情况）；有无进食引起呕吐等胃肠道不良反应的药物；有无误食安眠药或吸入农药等。

3. 大便情况：询问有无便秘、便血、腹泻等。

4. 影响呕吐的因素，包括诱发因素、加重与缓解因素。

5. 伴随症状：发热、胸痛、腹泻、腹痛、剧烈头痛、意识障碍、眩晕、耳鸣等。

（三）体查

1. 测量生命体征。

2. 视诊：神志，呕吐物性状、颜色、量，精神、面色、皮肤弹性等。

3. 触诊：腹部触诊，有无压痛、反跳痛、肌紧张等。

4. 听诊：肠鸣音是正常还是亢进、减弱、消失。

（四）评估分级

1. 危重

（1）呼吸≥30次/分钟或≤8次/分钟。

（2）脉搏≥130次/分钟或≤40次/分钟。

（3）收缩压＜70mmHg或低于基础血压的30%，或收缩压≥200mmHg。

（4）血氧饱和度＜85%。

（5）剧烈头痛，喷射状呕吐。

（6）嗜睡甚至昏迷，出冷汗，四肢厥冷，尿少，失语，偏瘫。

（7）腹痛剧烈，伴有发热、呕血、黑便。

2. 急症

（1）呼吸21～29次/分钟或9～14次/分钟。

（2）脉搏101～129次/分钟或41～50次/分钟。

（3）收缩压80～90mmHg或低于基础血压的

20%，或180mmHg≤收缩压＜200mmHg。

（4）血氧饱和度86%～95%。

（5）急性面容，痛苦表情。

（6）剧烈呕吐，伴有发热、严重腹泻，腹胀、腹痛，停止排便、排气。

3. 轻症

（1）轻度恶心呕吐，呕吐物为胃内容物。

（2）无伴随症状。

（3）生命体征平稳。

十一、腹泻

（一）评估前提

熟悉患者的病史、既往史及相关阳性检查结果。

（二）问诊

1. 起病的经过：起病时间（判断病情急缓）、地点、进食的食物、有无食物过敏史等。

2. 询问饮食及同食者的情况：询问有无进食过生冷、不卫生、过期、隔夜等食品；有无进食泻药等。

3. 大便情况：次数、性状、颜色、量等。

4. 伴随症状：发热、呕吐、里急后重、皮疹、皮下出血等。

（三）体查

1. 测量生命体征。

2. 视诊：神志、面色、皮肤弹性，大便颜色、量、性状。

3. 触诊：腹部有无包块、压痛、反跳痛、腹肌紧张，四肢感觉。

4. 听诊：肠鸣音。

（四）评估分级

1. 危重

（1）呼吸≥30次/分钟或≤8次/分钟。

（2）脉搏≥130次/分钟或≤40次/分钟。

（3）收缩压<70mmHg或低于基础血压的30%，或收缩压≥200mmHg。

（4）血氧饱和度<85%。

（5）嗜睡或昏迷、体重明显减轻。

（6）腹泻伴有剧烈腹痛。伴有发热、呕吐、胸闷、黏液便或脓血便。

2. 急症

（1）呼吸21～29次/分钟或9～14次/分钟。

（2）脉搏101～129次/分钟或41～50次/分钟。

（3）收缩压80～90mmHg或低于基础血压的20%，或180mmHg≤收缩压＜200mmHg。

（4）血氧饱和度86%～95%。

（5）精神疲倦，无力。

（6）腹泻伴有中度疼痛，伴有皮疹、皮下出血、口渴欲饮等。

3. 轻症

（1）轻度腹痛。

（2）无伴随症状。

（3）生命体征平稳。

十二、便血

（一）评估前提

熟悉患者的病史、既往史及相关阳性检查结果。

（二）问诊

1. 病因和诱因：饮食习惯、卫生习惯、有无消化道损伤、痔疮、抗凝药使用，大便是否干结等。

2. 便血情况：量、次数、颜色、性质等。

3. 伴随症状：腹痛、里急后重、全身出血倾向、腹部包块、发热等。

（三）体查

1. 测量生命体征。

2. 视诊：神志、面色、皮肤、肛门情况（是否有痔疮、肛裂）等。

3. 触诊：腹部触诊有无压痛、反跳痛，有无板状腹，有无腹部包块。

4. 听诊：肠鸣音是否亢进。

（四）评估分级

1. 危重

（1）呼吸≥30次/分钟或≤8次/分钟。

（2）脉搏≥130次/分钟或≤40次/分钟。

（3）收缩压<70mmHg或低于基础血压的30%，或收缩压≥200mmHg。

（4）血氧饱和度<85%。

（5）嗜睡甚至昏迷，烦躁不安。

（6）便血量≥800mL。

（7）伴剧烈腹痛、拒按，四肢冰凉，尿少或无尿等。

2. 急症

（1）呼吸21～29次/分钟或9～14次/分钟。

（2）脉搏101～129次/分钟或41～50次/分钟。

（3）收缩压80～90mmHg或低于基础血压的

20%，或180mmHg≤收缩压＜200mmHg。

（4）血氧饱和度86%～95%。

（5）精神紧张焦虑。

（6）便血量400~800mL或＜400mL伴有中度腹痛、呕吐等。

3. 轻症

（1）便血量在50~100mL；生命体征正常。

（2）无伴随症状。

（3）生命体征平稳。

十三、肢体肿胀

（一）评估前提

熟悉患者的病史、既往史及相关阳性检查结果。

（二）问诊

（1）肢体肿胀的诱因、部位、性质、持续时间。

（2）患肢的末端血运、肤温、感觉、活动情况。

（3）伴随症状（痛苦面容、出汗、头晕、疼痛）。

（三）体查

1. 石膏、夹板或敷料包扎是否过紧，以能伸进两指为宜。

2. 肿胀程度，是否有张力性水泡。

3. 患者面容、神志、面色，患肢皮肤颜色、血运、温度、活动情况、动脉搏动情况，量肢体周径。

（四）评估分级

1. 危重

（1）患肢前臂、小腿、手部或足部骨折、挤压伤、手术后剧烈疼痛，被动牵拉痛阳性，用止痛药不能缓解。

（2）患肢重度肿胀，皮肤紧张发亮，甚至出现张力性水泡。

（3）患肢末端皮肤苍白，皮肤温度降低、颜色花斑、感觉减退或消失。

（4）指或趾背伸受限，运动障碍。

（5）患侧肢体动脉搏动减弱或消失。

2. 急症

（1）患侧肢体突然肿胀，局部疼痛，行走时加剧。

（2）中度肿胀，皮肤纹理尚平顺，指压有明显凹陷。

（3）局部有压痛，感觉麻痹或正常。

（4）局部皮肤发红，肤温较健侧偏高。

（5）Homan’s征阳性。

3. 轻症

（1）患侧肢体轻度肿胀，指压无明显凹陷。

（2）局部肤温偏高或正常。

十四、皮疹

（一）评估前提

熟悉患者的病史、既往史及相关阳性检查结果。

（二）问诊

1. 过敏史、是否接触过敏原。
2. 皮疹发生的诱因、部位、时间。
3. 有无瘙痒、灼热、疼痛感及其程度。
4. 伴随症状（脸色苍白、胸闷、口唇紫绀、腹泻，发热、头痛、呕吐）。

（三）体查

1. 测量生命体征。
2. 视诊：神志、面色、观察全身皮肤情况、皮疹分布部位、颜色、大小、性状。
3. 触诊：皮疹有无高出皮肤、压之有无褪色，皮肤温度有无增高。

（四）评估分级

1. 危重

（1）呼吸≥30次/分钟或≤8次/分钟。

（2）脉搏≥130次/分钟或≤40次/分钟。

（3）收缩压＜70mmHg或低于基础血压的30%，或收缩压≥200mmHg。

（4）血氧饱和度＜85%。

（5）在用药过程中，突然出现重度皮疹、瘙痒。

（6）突然出现面色苍白、口唇紫绀、大汗淋漓。

2. 急症

（1）呼吸21～29次/分钟或9～14次/分钟。

（2）脉搏101～129次/分钟或41～50次/分钟。

（3）收缩压80～90mmHg或低于基础血压的20%，或180mmHg≤收缩压＜200mmHg。

（4）血氧饱和度86%～95%。

（5）皮疹伴有精神萎靡或烦躁不安。

（6）若用药过程中突然出现皮疹、瘙痒。

（7）皮疹伴有发热、皮疹伴有出血点、水泡、肿胀、糜烂、渗液，甚至坏死。

3. 轻症

（1）局部皮肤潮红，皮疹典型或不典型，伴轻度瘙痒。

（2）生命体征平稳。

（3）无伴随症状。

第二节　处理措施

一、危重处理

1. 通知医生，在医生未到之前采取急救措施。

2. 给予合适体位。

3. 选择合适的吸氧方式、吸痰，保持呼吸道通畅。

4. 用留置针建立静脉通道。

5. 抢救车备床旁，连接监护仪器。

6. 医生未到之前必须在患者床边，并严密观察病情变化，高度警惕室颤及心跳呼吸骤停的发生。

7. 遵医嘱用药。

8. 做好安全防护及心理护理。

9. 做好病情观察和记录。

二、急症处理

1. 报告医生，给予合适体位。

2. 给氧。

3. 建立静脉通道。

4. 连接监护仪器。

5. 医生未到之前必须在患者床边，并严密观察病情变化。

6. 遵医嘱用药处理。

7. 做好安全防护及心理护理。

三、轻症处理

1. 报告医生。

2. 必要时给氧，遵医嘱用药处理。

3. 据病情给予相应的护理措施。

4. 做好心理护理。

第二部分　护理操作技术流程

第一章　基础护理操作

第一节　心电、血压、血氧饱和度监测

一、核对

1. 双人核对患者信息、医嘱。

2. 注意事项：至少同时使用两种身份识别方式，紧急情况下先操作后核实。

二、评估

1. 患者病情、既往史、意识状态、合作程度。

2. 患者皮肤完整性、肢体活动程度、肢端血运。

3. 周围环境的光亮度及有无电磁波干扰。

4. 监护仪的性能。

5. 注意事项：

（1）电磁波干扰及涂抹指甲油等对监测结果有影响。

（2）偏瘫、动静脉瘘、大动脉炎、肢体外伤或有手术的患者应选择在健侧肢体测量脉搏、血压。

三、告知

1. 告知患者/家属测量的目的、注意事项及配合方法。

2. 目的：实时监测患者生命体征，根据监测数据采取应对措施，保障患者生命安全。

四、准备

1. 环境：病室温湿度适宜，光线适中。

2. 用物：治疗车、监护仪（配件齐全）、电极片、纱布（或纸巾）、快速手消毒液。

3. 护士：洗手、戴口罩。

4. 患者：取仰卧位，保护隐私。

五、操作

1. 携用物至床旁，核对患者信息、医嘱，向患者解释，协助患者取正确体位。

2. 连接电源，开机，连接导联线、电极片。

3. 暴露前胸，清洁安放电极片部位的皮肤。

4. 将电极片贴于患者胸部正确部位，接触良好。

5. 将血氧饱和度探头夹于患者循环良好的指

（趾）端，确保指甲遮住探头光线，保证接触良好。

6. 将血压计袖带缠于一侧上臂中部，下缘距离肘窝2~3cm，松紧以一指为宜，按“无创血压”按键测量血压；穿好衣服，注意保暖。

7. 参数设置：设置监护导联、振幅→设置血压自动监测时间→根据病情设置合理的报警界限（不能关闭报警声音）。

8. 整理床单位；协助患者取合适体位；整理固定导联线；交代注意事项。

9. 密切观察病情变化；做好记录。

10. 注意事项：

（1）将电极片贴于正确部位（三导联安放时，取RA、LA、LL即可）。①右上（RA）：右锁骨中线第1肋间（或锁骨下靠近右肩）。②左上（LA）：左锁骨中线第1肋间（或左锁骨下靠近左肩）。③右下（RL）：右锁骨中线剑突水平处（或右下腹）。④左下（LL）：左锁骨中线剑突水平处（或左下腹）。⑤中间（C）：胸骨左缘第4肋间。如患者需要除颤的，避开除颤部位。

（2）保证电极片与皮肤接触良好，嘱患者不要自行移动或摘除电极片。长期应用建议48小时更换电极片，注意观察皮肤情况。

（3）告知患者和家属避免在监测仪附近使用手机，以免干扰监测波形。

（4）血氧饱和度监测与血压监测一般不要在同一侧手进行。

11. 根据病情，遵医嘱停用心电监护：①核对患者信息、医嘱。②向患者解释，取得合作。③进行测量，并记录停止监测时间及数值。④将各导联线连同电极片与患者分离。⑤关闭监护仪，切断电源。⑥清洁检查局部皮肤。⑦整理床单位；协助患者取合适体位。

六、评价

1. 操作准确、熟练、动作轻柔；沟通良好，体现人文关怀。

2. 及时发现病情变化。

3. 患者/家属对操作表示理解和满意。

表2-1-1-1　心电、血压、血氧饱和度监测技术操作评分标准

项目		要求	应得分	扣分	说明
素质要求		仪表大方，举止端庄，态度和蔼	2		
		服装、鞋帽整齐	2		
操作前	核对	双人核对医嘱，床旁核对患者信息	3		

续表

项目		要求	应得分	扣分	说明
操作前	评估	患者病情、既往史、意识状态、合作程度；皮肤完整性、肢体活动程度、肢端血运；周围环境的光亮度及有无电磁波干扰；监护仪的性能	4		
	告知	患者/家属测量的目的、注意事项及配合方法	3		
	准备	环境：病室温湿度适宜，光线适中	2		
		用物：监护仪（配件齐全，根据病情选择合适规格的配件），电极片(3~6个)、纱布（或纸巾）、快速手消毒液、治疗车，必要时备备皮刀	4		
		护士：洗手、戴口罩	2		
		患者：取仰卧位，保护隐私	2		
操作中	实施	携用物至患者床旁；核对患者信息，医嘱；告知患者，取得合作；协助患者取合适体位	4		
		连接电源，开机，连接导联线、电极片	4		

续表

项目		要求	应得分	扣分	说明
操作中	实施	暴露前胸，用纱块或纸巾清洁安放电极片部位的皮肤	3		
		将电极片贴于正确部位（三导联安放时，取RA、LA、LL即可） 右上（RA）：右锁骨中线第1肋间（或锁骨下靠近右肩）；左上（LA）：左锁骨中线第1肋间（或左锁骨下靠近左肩）；右下（RL）：右锁骨中线剑突水平处（或右下腹）；左下（LL）：左锁骨中线剑突水平处（或左下腹）；中间（C）：胸骨左缘第4肋间	8		
		将血氧饱和度探头夹于患者循环良好的指（趾）端（必要时也可置于耳郭处），确保指甲遮住探头光线，保证接触良好	5		
		将血压计袖带缠于一侧上臂中部，下缘距离肘窝2～3cm，松紧一指为宜，按“无创血压”按键测量血压	8		

续表

项目		要求	应得分	扣分	说明
操作中	实施	穿好衣服，注意保暖	2		
		参数设置：设置监护导联、振幅→设置血压自动监测时间→根据病情设置合理的报警界限（不能关闭报警声音）	3		
		协助患者取合适体位；整理固定导联线；交代注意事项	3		
		抹手、再次核对患者信息、医嘱	2		
		观察生命体征；记录监护参数	3		
		根据病情，遵医嘱停用心电监护：核对患者信息、医嘱；向患者解释，取得合作；进行测量，并记录停止监测时间及数值；将各导联线连同电极片与患者分离；关闭监护仪，切断电源；清洁检查局部皮肤	3		

续表

项目	要求	应得分	扣分	说明
操作后	整理床单位；协助患者取合适体位；整理用物	3		
	密切观察患者病情变化，及时完善记录	3		
	如撤离监护仪情况下，仪器进行终末消毒，整理各导联线，充电、备用	2		
评价	操作准确、熟练、动作轻柔；沟通良好，体现人文关怀；患者/家属对操作表示理解和满意	5		
	及时发现病情变化	5		
提问	理论知识	10		

第二节　血糖监测技术

一、核对

1. 双人核对医嘱，床旁核对患者信息。

2. 注意事项：至少同时使用两种患者身份识别方式。

二、评估

1. 患者病情，意识及合作程度，饮食情况；有无晕针史，酒精过敏史。

2. 手指皮肤的颜色、温度，皮肤厚薄及有无破损。

3. 血糖仪性能、血糖试纸的有效期及完好性。

4. 注意事项：手不要接触加样区，瓶装试纸应盖紧，并注明开启时间。

三、告知

1. 监测血糖的目的、配合方法。

2. 操作过程中可能出现的不适、并发症及注意事项。

3. 目的：监测患者血糖变化，指导正确用药、饮食、运动，减少并发症发生。

四、准备

1. 环境：清洁、安静、光线充足。

2. 用物：血糖监测仪（以雅培安妥血糖仪为例）、血糖试纸、采血针、75%酒精、棉签、快速手消毒液、治疗车。

3. 护士：洗手，戴口罩。

4. 患者：清洁测试部位皮肤、取合适体位。

五、操作

1. 携用物至床旁，核对患者信息、医嘱，协助患者取合适体位。

2. 75%酒精充分消毒针刺部位，待干。

3. 正确拿取试纸，严禁触摸加样区；正确安装试纸。

4. 仪器自动开机，出现滴血信号，备好采血针。

5. 一手轻扶采血部位，另一手持采血针紧贴针刺部位，快速下压刺破。

6. 将第1滴血弃去，将试纸与皮肤呈45° 角，进行血液吸附，直至听到“滴”声。

7. 放平血糖仪，等待显示数值，同时用干棉签按压穿刺处直至不出血。

8. 血糖数值结果显示后弃去试纸，仪器自动关机。

9. 整理床单位，根据病情协助患者取合适体位。

10. 再次核对患者信息、医嘱。

11. 抹手，记录。

12. 告知患者血糖值，做好健康宣教。

13. 注意事项：

（1）针刺部位应选择手指末端两侧，避开指尖、指腹及甲沟处。

（2）吸附足够的血量于试纸加样区内。

（3）根据血糖值告知患者注意事项，数值异常时通知医生。

（4）当血糖≤3.9mmoL/L时，评估患者有无饥饿、心慌、手抖、出冷汗、意识障碍等，如有，立即通知医生并按照低血糖处理流程给予处理；当血糖≥16.7mmoL/L时，容易诱发酮症酸中毒，评估患者有无头痛、恶心、呕吐等高血糖症状，并立即报告医生处理。

（5）注意将测量结果与以往结果相比较，了解病情的动态变化。

14. 对于需要长期监测血糖的患者，可以教会患者正确监测血糖的方法，测量手指及部位应交替使用。

六、评价

1. 操作规范、熟练。
2. 沟通良好，体现人文关怀 。
3. 能针对异常结果采取有效的措施。
4. 患者/家属对操作表示理解和满意。

表2-1-2-1　血糖监测技术操作评分标准

项目		要求	应得分	扣分	说明
素质要求		仪表大方，举止端庄，态度和蔼	2		
		服装、鞋帽整齐	2		
操作前	核对	双人核对医嘱，床旁核对患者信息	4		
	评估	患者病情，意识及合作程度，饮食情况	3		
		手指皮肤的颜色、温度，皮肤厚薄及有无破损	3		
		有无晕针史，酒精过敏史	2		
		血糖仪性能、血糖试纸的有效期及完好性	4		
	告知	监测血糖的目的、配合方法	3		
		操作过程中可能出现的不适、并发症及注意事项	3		
	准备	环境：清洁、安静、光线充足	2		
		用物：血糖监测仪（以雅培安妥血糖仪为例）、血糖试纸、采血针、75%酒精、棉签、快速手消毒液、治疗车	4		

续表

项目		要求	应得分	扣分	说明
		护士：洗手，戴口罩	2		
		患者：清洁测试部位皮肤、取合适体位	3		
操作中	实施	核对患者信息、医嘱，协助患者取合适体位	4		
		75%酒精充分消毒针刺部位，待干	3		
		正确拿取试纸，严禁触摸加样区；正确安装试纸	3		
		仪器自动开机，出现滴血信号，备好采血针	4		
		一手轻扶采血部位，另一手持采血针紧贴针刺部位，快速下压刺破	4		
		将第1滴血弃去，将试纸与皮肤呈45°角，进行血液吸附，直至听到“滴”声	4		
		放平血糖仪，等待显示数值，同时用干棉签按压穿刺处直至不出血	4		
		血糖数值结果显示后弃去试纸，仪器自动关机	2		

续表

项目	要求	应得分	扣分	说明
	再次核对患者信息、医嘱	3		
	抹手，记录	2		
操作后	整理床单位，根据病情协助患者取合适体位	2		
	根据血糖值告知患者注意事项，做好健康宣教，数值异常时通知医师	6		
	对长期监测血糖的患者，教会患者血糖监测方法	4		
评价	操作规范、熟练，沟通良好，体现人文关怀	4		
	能针对异常结果采取有效的措施	4		
提问	理论知识	10		

第三节　昏迷患者口腔护理技术

一、核对

（1）双人核对医嘱，床旁核对患者信息。

（2）注意事项：至少同时使用两种患者身份识别方式。

二、评估

1. 患者病情、意识、生命体征、有无鼻胃管、是否躁动、有无约束。

2. 口唇有无皲裂、张口程度；口腔内有无义齿、伤口、异味、炎症、溃疡及出血等。

3. 患者家属对此项操作的认知和配合程度。

4. 注意事项：

（1）应对患者的血、痰培养结果、咽拭子细菌培养加药敏结果进行评估。

（2）了解患者的治疗及用药，如是否进行化疗、放疗，是否长期使用抗生素和免疫抑制剂。

（3）护士应及时与医生沟通，请医生参与口腔护理计划的制订。

三、告知

1. 目的：保持口腔清洁、湿润，预防口腔感染等并发症；预防或减轻口腔异味，增进食欲；观察口腔内变化，提供患者病情动态变化的信息。

2. 操作方法、操作过程中可能出现的不适、并发症及注意事项。

四、准备

1. 环境：安静、整洁、光线充足。

2. 用物：治疗车、一次性口腔护理包（内含治疗巾1条、棉球若干、止血钳1个、镊子1个、纱块2块、弯盘2个)、手套、漱口液（根据病情选择相应的漱口液)、纸巾、压舌板、开口器、手电筒、棉签、液体石蜡油（或润唇膏)、快速手消毒液、必要时备枕头2个及口腔外用药品。

3. 护士：洗手，戴口罩。

4. 患者：根据病情适当抬高床头。

5. 相关知识：

（1）常用漱口液：①0.9%生理盐水：清洁口腔、预防感染。②1%～3%过氧化氢溶液：用于口腔有溃烂等。③2%～3%硼酸溶液：抑菌。④1%～4%碳酸氢钠溶液：真菌感染。⑤0.1%醋酸溶液：用于铜绿假单胞菌感染。⑥中草药制剂：清热、解毒、消肿等。

（2）口腔外用药品：口腔溃疡膏、西瓜霜等。

五、操作

1. 携用物至床旁，查对患者信息、医嘱。

2. 协助患者取侧卧位或头偏向一侧，必要时在背部及两膝之间加垫枕。

3. 检查并打开口腔护理包，铺治疗巾于患者颌下，戴手套，将弯盘置于口角旁（如有活动义齿应取下并做好护理）。

4. 将所需棉球置于口腔护理盘。

5. 倒入适量漱口液湿润棉球，湿度适宜；清点棉球数量。

6. 夹取棉球擦净上下口唇。

7. 使用压舌板、手电筒检查口腔有无出血、溃疡等现象。

8. 用压舌板轻轻撑开左侧颊部，止血钳夹漱口液棉球，从臼齿至门齿纵向擦洗左上牙外侧面及牙龈、左下牙外侧面及牙龈。

9. 同法撑开右侧颊部，擦洗右上牙外侧面及牙龈、右下牙外侧面及牙龈。

10. 用压舌板和开口器使患者张口，开口器置于患者右侧臼齿之间。

11. 依次由内向外擦洗牙齿左上内侧面、左上咬合面、左下内侧面、左下咬合面（纵向擦洗内侧面，旋转擦洗咬合面）。

12. 弧形擦拭左侧颊部。

13. 关闭开口器，取出开口器。

14. 同法将开口器置于左侧臼齿之间，检查并擦洗右上内侧面、右上咬合面、右下内侧面、右下咬合面。

15. 弧形擦拭右侧颊部。

16. 由内向外“Z”形擦洗硬腭。

17. 由内向外“Z”形擦洗舌面。

18. 由内向外擦洗舌系带两侧。

19. 擦洗口腔底部。

20. 擦洗完毕，用手电筒照射，观察是否擦洗干净，有无溃疡、损伤、出血等（若有出血、黏膜损伤、牙龈损伤、溃疡、炎症等，遵医嘱酌情用药）。

21. 清点棉球数量。

22. 用纸巾或毛巾拭去口角处水渍。

23. 撤弯盘及治疗巾，脱手套。

24. 口唇干燥者涂石蜡油或润唇膏。

25. 整理床单位，根据病情协助患者取合适体位。

26. 再次核对患者信息、医嘱。

27. 告知患者家属注意事项，进行健康教育。

28. 观察病情变化，记录口腔情况，使用特殊口腔护理液的名称及异常情况处理。

29. 注意事项：

（1）活动义齿用牙刷清洗干净，暂时不用可放入冷开水中浸泡。

（2）棉球不宜过湿，擦洗时须用止血钳夹紧，每次1个，擦洗完毕清点棉球数目。

（3）擦洗至牙齿各面完全擦洗干净。

（4）开口器从臼齿处放入，牙关紧闭者不可使用暴力使其张口，以免损伤。

（5）擦洗时动作轻柔，特别是对于凝血功能差的患者，要避免损伤牙龈及黏膜。

（6）禁忌漱口。

（7）操作过程中对患者家属进行口腔卫生知识宣教。

（8）口腔涂药前要去除表面覆盖物。

（9）特殊感染患者的用物按消毒隔离规范处理。

六、评价

1. 操作规范、熟练、动作轻柔、清洁到位。
2. 患者安全，牙龈、黏膜无损伤。
3. 沟通良好，体现人文关怀，家属对操作表示理解和满意。

表2-1-3-1　昏迷患者口腔护理技术操作评分标准

项目	要求	应得分	扣分	说明
素质要求	仪表大方，举止端庄，态度和蔼	2		
	服装、鞋帽整齐	2		

续表

项目		要求	应得分	扣分	说明
操作前	核对	双人核对医嘱，床旁核对患者信息	4		
	评估	患者：病情、意识、生命体征、有无鼻胃管、是否躁动、有无约束	2		
		操作部位：口唇有无皲裂、张口程度；口腔内有无义齿、伤口、异味、炎症、溃疡及出血等	2		
		合作程度：患者家属对此项操作的认知和配合程度	1		
	告知	家属实施口腔护理的目的、方法	2		
		操作过程中可能出现的不适、并发症及注意事项	2		
	准备	环境：安静、整洁、光线适中	1		
		用物：治疗车、一次性口腔护理包（内含治疗巾、棉球、止血钳、镊子、纱块、弯盘）、手套、漱口液（根据病情选择相应的漱口液）、纸巾、压舌	4		

续表

项目		要求	应得分	扣分	说明
		板、开口器、手电筒、棉签、液体石蜡油（或润唇膏）、快速手消毒液、必要时备枕头2个及口腔外用药品			
		护士：洗手，戴口罩	2		
		患者：根据病情适当抬高床头	1		
操作中	实施	携用物至床旁，查对患者信息、医嘱	2		
		协助患者取侧卧位或头偏向一侧，必要时在背部及两膝之间加垫枕	2		
		检查并打开口腔护理包，铺治疗巾于患者颌下，戴手套，将弯盘置于口角旁	2		
		如有活动义齿应取下并做好护理	1		
		将所需棉球置于口腔护理盘，棉球数量不少于23个	1		
		倒入适量漱口液湿润棉球，湿度适宜	2		

续表

项目		要求	应得分	扣分	说明
操作中	实施	分离棉球，清点数量	2		
		夹取棉球擦净上下口唇	1		
		使用压舌板、手电筒检查口腔有无出血、溃疡等	1		
		用压舌板轻轻撑开左侧颊部，止血钳夹漱口液棉球，从臼齿至门齿纵向擦洗左上牙外侧面及牙龈、左下牙外侧面及牙龈	4		
		同法撑开右侧颊部，擦洗右上牙外侧面及牙龈、右下牙外侧面及牙龈	4		
		用压舌板和开口器使患者张口，开口器置于患者右侧臼齿之间	2		
		依次由内向外擦洗牙齿左上内侧面、左上咬合面、左下内侧面、左下咬合面（纵向擦洗内侧面，旋转擦洗咬合面）	4		
		弧形擦拭左侧颊部	1		
		关闭开口器，用正确的方法取出开口器	1		

续表

项目		要求	应得分	扣分	说明
操作中	实施	同法将开口器置于左侧臼齿之间，检查并擦洗右上内侧面、右上咬合面、右下内侧面、右下咬合面	4		
		弧形擦拭右侧颊部	1		
		由内向外“Z”形擦洗硬腭	1		
		由内向外“Z”形擦洗舌面	1		
		由内向外擦洗舌系带两侧	1		
		擦洗口腔底部	1		
		擦洗完毕，用手电筒照射，观察是否擦洗干净，有无溃疡、损伤、出血等（若有出血、黏膜损伤、牙龈损伤、溃疡、炎症等，遵医嘱酌情用药）	3		
		清点棉球数量	1		
		用纸巾或毛巾拭去口角处水渍	1		
		撤弯盘及治疗巾，脱手套	1		

续表

项目	要求	应得分	扣分	说明
	口唇干燥者涂石蜡油或润唇膏	1		
	再次核对患者信息、医嘱	2		
操作后	整理床单位，根据病情协助患者取合适体位	1		
	告知患者家属注意事项，进行健康教育	2		
	记录口腔情况，观察病情变化	4		
	记录使用特殊口腔护理液的名称及异常情况处理	2		
评价	操作规范熟练、清洁到位、动作轻柔	3		
	患者安全，牙龈、黏膜无损伤	3		
	沟通良好，体现人文关怀，家属对操作表示理解和满意	2		
提问	理论知识	10		

第四节　经口气管插管患者口腔护理技术

一、核对

1. 双人核对医嘱，床旁核对患者信息。

2. 注意事项：至少同时使用两种患者身份识别方式。

二、评估

1. 患者：病情、意识、生命体征、合作程度、是否躁动、有无约束。

2. 口唇有无皲裂、口腔内有无伤口、异味、炎症、溃疡及出血等。

3. 气管导管插入深度和固定方法。

4. 患者家属对此项操作的认知和配合程度。

5. 注意事项：

（1）查看管道刻度，导管固定情况，气囊压力保持<18.5mmHg。

（2）无凝血功能障碍、合作患者优先采用负压式吸引牙刷维持口腔清洁。有凝血功能障碍、口腔出血者建议应用传统棉球清洗法进行口腔护理。

（3）躁动患者，不合作，插管困难，应用胶布或专用气管插管固定套固定插管的患者，由两名护士操作。

三、告知

1. 目的、步骤、配合方法；操作过程中可能出现的不适及注意事项。

2. 注意事项：教会清醒患者用手势表达不适的方法。

四、准备

1. 环境、用物、护士、患者的准备除需同“昏迷患者口腔护理”准备内容外，加备10mL注射器、气囊压力检测仪。

2. 注意事项：

（1）口腔护理前，先吸净气管内和口腔内的痰液。

（2）根据口腔pH值选择合适的口腔护理液；必要时根据痰培养结果、咽拭子培养加药敏结果选择口腔护理液。

五、操作

1. 携用物至床旁，核对患者信息、医嘱。

2. 协助患者取侧卧位或头偏向一侧，必要时在背部及两膝之间加垫枕。

3. 检查并打开口腔护理包，铺治疗巾于患者颌下，戴手套，将弯盘置于口角旁。

4. 将所需棉球置于口腔护理盘；倒入适量漱口液湿润棉球，湿度适宜；清点棉球数量。

5. 检查气囊有无漏气，取出牙垫。

6. 夹取棉球湿润唇部，并依次擦洗牙齿、口腔黏膜、舌部，擦洗顺序同“昏迷患者口腔护理”，最后擦净气管导管。

7. 擦洗完毕，清点棉球数。

8. 清洁面部，处理口腔疾患、涂药；涂液体石蜡油或润唇膏润唇。

9. 核对气管导管插入深度。

10. 固定：更换牙垫、胶布或边带；固定气管导管。

11. 测量气管导管气囊压力。

12. 观察两侧胸部起伏是否对称，听诊双肺呼吸音是否一致。

13. 再次核对，协助患者取合适卧位。

14. 整理床单位，向清醒患者交代注意事项。

15. 整理用物，洗手，记录。

16. 注意事项：

（1）操作中常见注意事项同“昏迷患者口腔护理”。

（2）躁动者适当约束或应用镇静药。

（3）气囊内气不足，要充气后再进行口腔护理。

（4）取出牙垫后需要一手固定气管导管，嘱患者勿咬导管。

（5）禁漱口。

（6）擦洗时，操作者一手固定气管导管，防其摆动刺激气道。

（7）注意彻底洗净口腔内和气管导管外壁所附痰痂。

六、评价

1. 操作规范、熟练、动作轻柔。

2. 患者安全，牙龈、黏膜无损伤。

3. 沟通良好，体现人文关怀，患者/家属对操作表示理解和满意。

表2-1-4-1　经口气管插管患者口腔护理技术操作评分标准

项目		要求	应得分	扣分	说明
素质要求		仪表大方，举止端庄，态度和蔼	2		
		服装、鞋帽整齐	2		
操作前	核对	双人核对医嘱，床旁核对患者信息	4		

续表

项目		要求	应得分	扣分	说明
操作前	评估	患者：病情、意识、生命体征、合作程度、是否躁动、有无约束	4		
		口唇有无皲裂、口腔内有无伤口、异味、炎症、溃疡及出血等	2		
		气管导管插入深度和固定方法	2		
		患者家属对此项操作的认知和配合程度	2		
	告知	目的、步骤、配合方法；操作过程中可能出现的不适及注意事项	3		
	准备	环境、用物、护士、患者的准备除需同“昏迷患者口腔护理”准备内容外，加备10mL注射器、气囊压力检测仪	5		
操作中	实施	携用物至床旁，核对患者信息、医嘱	4		
		协助患者取侧卧位或头偏向一侧，必要时在背部及两膝之间加垫枕	2		

续表

项目		要求	应得分	扣分	说明
操作中	实施	检查并打开口腔护理包，铺治疗巾于患者颌下，戴手套，将弯盘置于口角旁	2		
		将所需棉球置于口腔护理盘；倒入适量漱口液湿润棉球，湿度适宜；清点棉球数量	3		
		检查气囊有无漏气，取出牙垫	3		
		夹取棉球湿润唇部，并依次擦洗牙齿、口腔黏膜、舌部，擦洗顺序同“昏迷患者口腔护理”，最后擦净气管导管	18		
		擦洗完毕，清点棉球数	2		
		清洁面部，处理口腔疾患、涂药；涂液体石蜡油或润唇膏润唇	1		
		核对气管导管插入深度	4		

续表

项目		要求	应得分	扣分	说明
操作中	实施	固定：更换牙垫、胶布或边带；固定气管导管	4		
		测量气管导管气囊压力	2		
		观察两侧胸部起伏是否对称，听诊双肺呼吸音是否一致	2		
		再次核对，协助患者取合适卧位	2		
		整理床单位，向清醒患者交代注意事项	2		
操作后		整理用物，洗手，记录	2		
评价		操作规范、熟练、动作轻柔	4		
		患者安全，牙龈、黏膜无损伤	4		
		沟通良好，体现人文关怀，患者/家属对操作表示理解和满意	3		
提问		理论知识	10		

第五节　静脉血标本采集

一、核对

1. 双人核对医嘱、检验申请单（或条形码），床旁核对患者信息。

2. 注意事项：

（1）严格执行查对制度，根据检验项目选择正确采血管，按规范粘贴条形码。

（2）核对检验申请单或条形码信息，包括：科室、床号、姓名、ID号/住院号、检验项目、检验时间、标本容器。

（3）患者信息至少使用两种识别方式。

二、评估

1. 患者病情、意识状态、生命体征、治疗情况、凝血功能、进食情况、穿刺部位的皮肤、血管状况及肢体活动度等。

2. 既往有无晕针史及晕血史。

3. 患者的心理状态及合作程度。

4. 注意事项：详细询问采血前的用药情况，有无干扰血液检查的事项。

三、告知

1. 采血目的、配合方法。
2. 采血前后的注意事项。

四、准备

1. 环境：清洁、采光好，必要时屏风遮挡。

2. 用物：治疗车、常规消毒物品1套、止血带、采血针（或一次性使用注射器）、真空采血试管、手套、试管架、胶布、快速手消毒液，必要时备小枕。

3. 护士：洗手、戴口罩。

4. 患者根据病情取合适体位。

五、操作

1. 携用物至床边，核对患者信息、医嘱、申请单信息（或试管上条码信息），协助患者取合适体位，准备小条胶布备用。

2. 选择穿刺部位，距离穿刺点上方6cm处扎止血带，常规消毒皮肤，嘱患者握拳。

3. 戴手套，按静脉穿刺法穿刺血管。

4. 采集血液：

（1）使用采血针：见回血后，用胶布固定采血针针翼，按检验项目要求顺序接采血管采集所需血量，松开止血带，嘱患者松拳，迅速拔针，用棉签按压穿刺点，分离采血针和试管，将采血针扔入锐器盒。

（2）使用注射器：见回血后，一手固定注射器，另一手抽取所需血量，松开止血带，嘱患者松拳，迅速拔针，用棉签按压穿刺点，将注射器血液沿试管壁缓慢注入，到达标记处，注射器扔入锐器盒。

5. 再次核对患者信息、医嘱、申请单信息（或试管上条码信息）。

6. 整理用物，协助患者合适卧位，交代注意事项。

7. 洗手、完善相关记录。

8. 按照医院规定完成标本的送检交接工作。

9. 注意事项：

（1）严禁在输液、输血的同侧手臂采血，以避免影响检验结果。

（2）采血过程中应避免发生溶血。如容器不合格、穿刺处消毒液未干即开始采血、从血肿处采血、抽血速度过快、注入速度过快产生大量泡沫、震荡过于剧烈、止血带捆绑时间过长或让患者反复攥拳、运送标本震荡及放置时间过长等因素。

（3）采集细菌培养标本：采集过程要严格遵守无菌操作技术，避免污染，尽可能在使用抗生素或伤口局部治疗前、高热寒战期采集标本，已使用抗生素的，要在申请单注明。

（4）需要抗凝的血标本，应将采血管轻轻摇动4～5下，使血液与抗凝剂混匀。

（5）真空试管采集顺序：血培养厌氧瓶、血培养需氧瓶、蓝管、黑管、黄管、红管、绿管、紫管、灰管。

（6）标本运送、交接。标本采集后按照检验科要求的时间及时送检，使用专用送检箱送检；并建立标本的运送交接制度。

六、评价

1. 操作规范、熟练，标本采集正确，符合检验要求。

2. 沟通良好，体现人文关怀，患者/家属对操作表示理解和满意。

3. 标本送检和异常情况处理及时、到位。

表2-1-5-1　静脉血标本采集操作评分标准

项目	要求	应得分	扣分	说明
素质要求	仪表大方，举止端庄，态度和蔼	2		
	服装、鞋帽整齐	2		

续表

项目		要求	应得分	扣分	说明
操作前	核对	双人核对医嘱及检验申请单（或条形码），床旁核对患者信息	4		
	评估	患者病情、意识状态、生命体征、治疗情况、凝血功能、进食情况、穿刺部位的皮肤、血管状况及肢体活动度等	4		
		既往有无晕针史及晕血史	2		
		患者的心理状态及合作程度	2		
	告知	采血目的、配合方法	3		
		采血前后的注意事项	3		
	准备	环境：清洁，安静、光线充足，必要时用屏风遮挡	2		
		用物：治疗车、常规消毒物品1套、止血带、采血针（或一次性使用注射器）、真空采血试管（根据检验项目选择正确采血管，按规范粘贴条形码）、手套、试管架、胶布、快速手消毒液，必要时备小枕	4		

续表

项目		要求	应得分	扣分	说明
		护士：洗手、戴口罩	2		
		患者：根据病情取合适体位	3		
操作中	实施	携用物至床边，核对患者信息、医嘱、申请单信息（或试管上条码信息），协助患者取合适体位，准备小条胶布备用	4		
		选择穿刺部位，距离穿刺点上方6cm处扎止血带，常规消毒皮肤，嘱患者握拳	5		
		戴手套，按静脉穿刺法穿刺血管	10		
		采集血液 ①使用采血针：见回血后，用胶布固定采血针针翼，按检验项目要求顺序接采血管采集所需血量，松开止血带，嘱患者松拳，迅速拔针，用棉签按压穿刺点，分离采血针和试管，将采血针扔入锐器盒 ②使用注射器：见回血后，一手固定注射器，另一手抽	12		

续表

项目		要求	应得分	扣分	说明
		取所需血量，松止血带，嘱患者松拳，迅速拔针，用棉签按压穿刺点，将注射器血液沿试管壁缓慢注入，到达标记处，注射器扔入锐器盒			
		再次核对患者信息、医嘱、申请单信息（或试管上条码信息）	4		
操作后		整理用物，协助患者合适卧位，交代注意事项	4		
		洗手，完善相关记录	3		
		按照医院规定完成标本的送检交接工作	3		
评价		操作规范、熟练，标本采集正确，符合检验要求	4		
		沟通良好，体现人文关怀，患者/家属对操作理解	4		
		标本送检和异常情况处理及时、到位	4		
提问		理论知识	10		

第六节　动脉血标本采集

一、核对

1. 双人核对医嘱、检验申请单（或条形码），床旁核对患者信息。

2. 注意事项：

（1）严格执行查对制度，按规范粘贴条形码。

（2）核对检验申请单或条形码信息，包括：科室、床号、姓名、ID号/住院号、检验项目、检验时间、标本容器。

（3）患者信息至少使用两种识别方式。

二、评估

1. 患者：病情、意识、生命体征、正在进行的治疗（氧疗、呼吸机等）、凝血功能。

2. 选取合适动脉：桡动脉、肱动脉、股动脉、足背动脉。

3. 穿刺部位皮肤情况：有无水肿、结节、瘢痕、伤口等。

4. 评估患者心理状态、配合程度。

三、告知

1. 采血目的和配合方法。

2. 采血前后注意事项。

四、准备

1. 环境：清洁、采光好、保护隐私。

2. 用物：治疗车、动脉专用采血器（或含肝素钠的注射器及橡胶塞）、常规消毒物品1套、无菌手套、快速手消毒液。

3. 护士：洗手、戴口罩。

4. 患者：合适平卧位。

五、操作

1. 携用物至床边，核对患者信息、医嘱、申请单信息（或采血器上条码信息）。

2. 协助患者取平卧位，充分暴露穿刺部位，保暖。

3. 常规消毒穿刺局部皮肤（以动脉搏动最强点为中心、直径＞5cm）。

4. 进行血量预设：将动脉采血器调到预设血量刻度位置。

5. 戴无菌手套，用戴手套的手的示指、中指摸清动脉搏动，并固定，另一手持采血器，在搏动最强点以45° 或90° 角刺入（如果以45° 角刺入时，在搏动最强点下0.5～1cm处刺入）。

6. 见鲜红色动脉回血后固定针头，动脉血将自动抽吸到预设位置，采集到1.5～2mL血后迅速拔针，用棉签按压穿刺点5～10分钟，同时立即将动脉采血器针头斜面刺入无菌胶塞（使用动脉专用采血器时，及时更换安全针座帽）。

7. 轻轻转动采血器将血摇匀。

8. 再次核对患者信息、医嘱、申请单信息（或试管上条码信息），并在申请单或者条码上注明患者体温、吸氧流量或浓度，立即送检 。

9. 整理用物，协助患者取合适卧位。

10. 洗手、完善相关记录。

11. 按照医院规定完成标本的送检交接工作。

12. 注意事项：

（1）下肢静脉血栓患者，避免从股动脉或足背动脉穿刺。

（2）采血穿刺部位要沿着血管走行压迫止血至不出血为止。

（3）稀释肝素钠溶液配制：用1mL注射器吸取肝素钠原液0.2mL加入100mL氯化钠溶液中摇匀。

（4）含肝素钠的采血注射器准备：现配现用。用5mL注射器吸2mL稀释肝素钠溶液湿润注射器内壁，使稀释液充分与注射器内壁接触，然后排尽注射器内空气和稀释肝素钠溶液，放无菌托盘内备用。

（5）新生儿禁止用股动脉采集。

（6）采血后需隔绝空气，及时送检，以免影响检验结果。

六、评价

1. 操作规范、熟练，标本采集正确，符合检验要求。

2. 沟通良好，体现人文关怀，患者/家属对操作表示理解和满意。

3. 标本送检和异常情况处理及时、到位。

表2-1-6-1　动脉血标本采集操作评分标准

项目		要求	应得分	扣分	说明
素质要求		仪表大方，举止端庄，态度和蔼	2		
		服装、鞋帽整齐	2		
操作前	核对评估	双人核对医嘱、检验申请单（或条形码），床旁核对患者信息	4		
		患者：病情、意识、生命体征、正在进行的治疗（氧疗、呼吸机等）、凝血功能、有无晕针史及晕血史	4		
		选取合适动脉：桡动脉、肱动脉、股动脉、足背动脉	3		

续表

项目		要求	应得分	扣分	说明
操作前		穿刺部位皮肤情况：有无水肿、结节、瘢痕、伤口等	2		
		评估患者心理状态、配合程度	2		
	告知	采血目的和配合方法	3		
		采血前后注意事项	3		
	准备	环境：清洁、采光好、保护隐私	2		
		用物：治疗车、动脉专用采血器或含肝素钠的注射器及橡胶塞（将条码按规范贴于采血器上）、常规消毒物品1套、无菌手套、快速手消毒液	3		
		护士：洗手、戴口罩	2		
		患者：合适平卧位	2		
操作中	实施	携用物至床边，核对患者信息、医嘱、申请单信息（或采血器上条码信息）	4		
		协助患者取平卧位，充分暴露穿刺部位，保暖	2		

续表

项目		要求	应得分	扣分	说明
操作中	实施	常规消毒穿刺局部皮肤（以动脉搏动最强点为中心、直径＞5cm）	2		
		进行血量预设：将动脉采血器调到预设血量刻度位置	2		
		戴无菌手套，用戴手套的手的示指、中指摸清动脉搏动，并固定，另一手持采血器，在搏动最强点以45°或90°角刺入（如果以45°角刺入时，在搏动最强点下0.5～1cm处刺入）	15		
		见鲜红色动脉回血后固定针头，动脉血将自动抽吸到预设位置，采集到1.5～2mL血后迅速拔针，用棉签按压穿刺点5～10分钟，同时立即将动脉采血器针头斜面刺入无菌胶塞（使用动脉专用采血器时，及时更换安全针座帽）	4		
		轻轻转动采血器将血摇匀	2		

续表

项目		要求	应得分	扣分	说明
		再次核对患者信息、医嘱、申请单信息（或试管上条码信息），并在申请单或者条码上注明患者体温、吸氧流量或浓度或呼吸机参数，立即送检	4		
操作后		整理用物，协助患者合适卧位，交代注意事项	3		
		洗手，完善相关记录	3		
		按照医院规定完成标本的送检交接工作	3		
评价		操作规范、熟练，标本采集正确，符合检验要求	4		
		沟通良好，体现人文关怀，患者/家属对操作理解	4		
		标本送检和异常情况处理及时、到位	4		
提问		理论知识	10		

第七节 咽拭子标本采集

一、核对

1. 双人核对医嘱、检验申请单（或条形码），床旁核对患者信息。

2. 注意事项：

（1）严格执行查对制度，按规范粘贴条形码。

（2）核对检验申请单或条形码信息，包括：科室、床号、姓名、ID号/住院号、检验项目、检验时间、标本容器。

（3）患者信息至少使用两种识别方式。

二、评估

1. 患者病情、意识状态、生命体征、有无恶心或呕吐、进食时间、正在进行的治疗。

2. 咽部、扁桃体有无发红、肿胀及炎症。

3. 患者心理状态、理解能力、合作程度。

4. 注意事项：最好在使用抗菌药物治疗前采集标本。

三、告知

1. 留取标本的目的、方法、配合事项。

2. 目的：从咽部或扁桃体取分泌物做细菌培养

或病毒分离，协助临床诊断。

四、准备

1. 环境：安静、整洁、光线充足。

2. 用物：治疗车、贴有条码或注明患者信息的无菌咽拭子培养管、温开水、手电筒、快速手消毒液、必要时备压舌板。

3. 护士：洗手、戴口罩。

4. 患者：晨起用温开水漱口，无法漱口者协助其口腔清洁。

五、操作

1. 携用物至床边，核对患者信息、医嘱、申请单信息（或标本容器上条码信息）。

2. 协助患者取合适体位，用温开水漱口。

3. 嘱患者张口发“啊”音（必要时可用压舌板），用手电筒仔细观察咽及扁桃体、腭弓。

4. 手持咽拭子培养管的无菌长棉签擦拭腭弓两侧和咽、扁桃体上的分泌物（注意手只能接触长棉签外侧端试管塞部分）。

5. 将已取标本的棉签插入培养管内，塞紧试管口。

6. 再次核对，及时送检。

7. 整理床单位，协助患者取合适体位，进行健康教育，整理用物，洗手，记录，垃圾分类处置。

8. 注意事项：

（1）严格无菌操作，防止交叉感染。

（2）避免在进食2小时内取标本，动作迅速敏捷，避免刺激咽部引起呕吐。

（3）棉签不要触及试管口及其他部位，避免标本被污染而影响结果。

（4）作真菌培养时，须在溃疡面上采集分泌物。

（5）采集后要及时送检，防止标本污染，影响检查结果。

六、评价

1. 操作规范、熟练，标本符合检验要求。

2. 沟通良好、体现人文关怀，患者/家属对操作表示理解和满意。

表2-1-7-1 咽拭子标本采集操作评分标准

项目	要求	应得分	扣分	说明
素质要求	仪表大方，举止端庄，态度和蔼	2		
	服装、鞋帽整齐	2		

续表

项目		要求	应得分	扣分	说明
操作前	核对	双人核对医嘱、检验申请单（或条形码），床旁核对患者信息	4		
	评估	患者病情、意识状态、生命体征、有无恶心或呕吐、进食时间、正在进行的治疗	4		
		咽部、扁桃体有无发红、肿胀及炎症	3		
		患者心理状态、理解能力、合作程度	3		
	告知	留取标本的目的、方法、配合事项	3		
	准备	环境：安静、整洁、光线充足	2		
		用物：治疗车、贴有条码或注明患者信息的无菌咽拭子培养管、温开水、手电筒、快速手消毒液、必要时备压舌板	4		
		护士：洗手、戴口罩	2		
		患者：晨起用温开水漱口，无法漱口者协助其口腔清洁	3		

续表

项目		要求	应得分	扣分	说明
操作中	实施	携用物至床边，核对患者信息、医嘱、申请单信息（或标本容器上条码信息）	4		
		协助患者取合适体位，用温开水漱口	4		
		嘱患者张口发“啊”音（必要时可用压舌板），用手电筒仔细观察咽及扁桃体、腭弓	3		
		手持咽拭子培养管的无菌长棉签擦拭腭弓两侧和咽、扁桃体上的分泌物（注意手只能接触长棉签外侧端试管塞部分）	15		
		将已取标本的棉签插入培养管内，塞紧试管口	4		
		再次核对，及时送检	4		
操作后		整理床单位，协助患者取合适体位，进行健康教育	6		
		整理用物，洗手、记录	4		
		按要求将标本及时送检	4		

续表

项目	要求	应得分	扣分	说明
评价	操作规范、熟练，标本符合检验要求	6		
	沟通良好、体现人文关怀，患者/家属对操作表示理解和满意	4		
提问	理论知识	10		

第八节　痰标本采集

一、核对

1. 双人核对医嘱、检验申请单（或条形码），床旁核对患者信息。

2. 注意事项：

（1）严格执行查对制度，按规范粘贴条形码。

（2）核对检验申请单或条形码信息，包括：科室、床号、姓名、ID号/住院号、检验项目、检验时间、标本容器。

（3）患者信息至少使用两种识别方式。

二、评估

1. 患者病情、意识状态、生命体征、正在进行的治疗。

2. 患者咳嗽、咳痰情况、咳痰能力。

3. 口腔及咽部情况，有无口腔感染。

4. 患者心理状态、理解能力、合作程度。

三、告知

1. 常规痰标本的目的：检查痰液的一般性状，检查痰内细胞、细菌、虫卵等，协助诊断某些呼吸系统疾病。

2. 告知注意事项、配合方法。

3. 相关知识：

（1）常用的痰标本有：常规痰标本、痰培养标本、24小时痰标本。

（2）痰培养标本：检查痰液内有无致病菌，为选择抗生素提供依据。

四、准备

1. 环境：安静、整洁、光线充足。

2. 用物：治疗车、标识好条形码的无菌痰杯、温开水、纸巾、手电筒、快速手消毒液；不能自行咳嗽的加备负压吸引装置1套（吸痰管、连接管、一次性痰液收集器）、无菌手套、必要时备口咽通气管、3%过氧化氢。

3. 护士：洗手、戴口罩。

4. 患者：晨起用温开水漱口，无法漱口者协助其口腔清洁。

五、操作

1. 携用物至床边，核对患者信息、医嘱、条码信息，协助患者取合适体位。

2. 能自行配合咳嗽的患者：协助患者用温开水漱口，指导患者深吸气后用力咳出气管深处的痰液，留取第二口痰于痰杯中，盖好送检。

3. 无法自行咳痰患者：

（1）协助患者用温开水漱口或进行口腔清洁，协助患者取侧卧位，由下向上、由外向内叩击患者背部，再将患者去枕仰卧，头转向操作者一侧并略向后仰。

（2）将一次性痰液收集器连接负压吸引装置，按照吸痰法将痰液吸入无菌集痰器内，加盖送检。

4. 用纸巾擦净患者口唇。再次核对患者信息及条码信息，注明留取时间。观察痰液的颜色、性质、量、气味、黏稠度和有无肉眼可见的异常物质等。

5. 及时送检。

6. 整理床单位，协助患者取合适体位，进行健康教育，整理用物，洗手，记录 。

7. 注意事项：

（1）采集标本操作规范，采集方法、采集量和采集时间要准确。如为痰培养标本，应进行严格无菌操作，避免因操作不当污染标本，影响检验结果。

（2）采集标本时，嘱患者勿将唾液、漱口水、鼻涕混入痰标本中。

（3）留取痰标本的时间宜选择清晨，清晨痰量较多，以提高检出率。留取24小时痰液时，要注明起止时间。

（4）如患者伤口疼痛无法咳嗽，可用软枕或手掌压迫伤口，减轻伤口张力，减少咳嗽时的疼痛。

（5）口腔有感染者,留取痰培养标本时用3%过氧化氢漱口，深呼吸咳出痰液置于无菌容器中送检。

（6）浓集结核杆菌检查、24小时痰量和分层检查等，需留12～24小时痰液于无色广口瓶内送检。

（7）痰细胞学检查时，嘱患者用力把喉内的前两口痰咳出弃去，再咳出5～6口痰（总量约5mL）再送检。

（8）幼儿痰液收集困难时，可用消毒棉签擦拭喉部，引起咳嗽反射，用棉签拭刮取标本。

（9）采集后标本立即送检，久置可引起细胞自溶，影响结果。

六、评价

1. 操作规范、熟练、标本符合检验要求。

2. 沟通良好、体现人文关怀，患者/家属对操作表示理解和满意。

表2-1-8-1　痰标本采集操作评分标准

项目		要求	应得分	扣分	说明
素质要求		仪表大方，举止端庄，态度和蔼	2		
		服装、鞋帽整齐	2		
操作前	核对	双人核对医嘱、检验申请单（或条形码），床旁核对患者信息	4		
	评估	患者病情、意识状态、生命体征、正进行的治疗	4		
		患者咳嗽、咳痰情况、咳痰能力	3		
		口腔及咽部情况，有无口腔感染	2		
		患者心理状态、理解能力、合作程度	3		

续表

项目		要求	应得分	扣分	说明
操作前	告知	痰标本采集的目的和配合方法	3		
	准备	环境：合适、安静、整洁、光线充足	2		
		用物：治疗车、标识好条形码的无菌痰杯、温开水、纸巾、手电筒、快速手消毒液；不能自行咳嗽的加备负压吸引装置1套（吸痰管、连接管、一次性痰液收集器）、无菌手套、必要时备口咽通气管、3%过氧化氢	4		
		护士：洗手、戴口罩	2		
		患者：晨起用温开水漱口，无法漱口者协助其口腔清洁	3		
操作中	实施	携用物至床边，核对患者信息、医嘱、条码信息，协助患者取合适体位	4		
		能自行配合咳嗽的患者：协助患者用温开水漱口，指导患者深吸气后用力咳出气管深处的痰液，留取第二口痰于痰杯中，盖好盖子	10		

续表

项目		要求	应得分	扣分	说明
操作中	实施	无法自行咳痰患者： （1）协助患者用温开水漱口或进行口腔清洁，协助患者取侧卧位，由下向上、由外向内叩击患者背部，再将患者去枕仰卧，头转向操作者一侧并略后仰 （2）将一次性痰液收集器连接负压吸引装置，按照吸痰法将痰液吸入无菌集痰器内，盖好盖子	15		
		用纸巾擦净患者口唇	1		
		再次核对，注明留取时间。观察痰液的颜色、性质、量、气味、黏稠度和有无肉眼可见的异常物质等	6		
操作后		整理床单位，协助患者取合适卧位，进行健康教育	6		
		整理用物，洗手，记录	3		
		按要求将痰标本及时送检	3		
评价		操作规范、熟练、标本符合检验要求	4		

续表

项目	要求	应得分	扣分	说明
	沟通良好、体现人文关怀，患者/家属对操作表示理解和满意	4		
提问	理论知识	10		

第九节　尿标本采集

一、核对

1. 双人核对医嘱、检验申请单（或条形码），床旁核对患者信息。

2. 注意事项：

（1）严格执行查对制度，按规范粘贴条形码。

（2）核对检验申请单或条形码信息，包括：科室、床号、姓名、ID号/住院号、检验项目、检验时间、标本容器。

（3）患者信息至少使用两种识别方式。

二、评估

1. 患者病情、意识状态、生命体征、正在进行的治疗、生活自理能力、排尿情况。

2. 患者心理状态、理解能力及配合程度。

3. 注意事项：

（1）女性患者确认其是否在月经期，如在月经期，则不宜留取尿标本。

（2）采集中段尿必须在膀胱充盈情况下进行。

三、告知

1. 标本采集的目的及配合方法。

2. 注意事项：

（1）留取尿标本前不宜多饮水，标本中不可混入粪便。

（2）清晨留取尿标本前不宜剧烈运动。

3. 留取尿标本的时间

（1）尿常规：清晨第一次尿液。

（2）12小时尿标本：19:00排空膀胱后开始留取尿液至次日晨07:00最后一次尿液。

（3）24小时尿标本：晨07:00排空膀胱后开始留取至次日晨07:00最后一次尿液。

四、准备

1. 环境：安静、清洁、光线充足、有床帘或屏风遮挡。

2. 用物：治疗车、一次性手套、快速手消毒液、纸巾；不同尿标本所需容器：尿常规为尿标本试管、集尿杯；尿培养为无菌尿培养容器、会阴护理包、20mL注射器；12小时或24小时尿标本的容积为3～5L的带盖集尿容器；必要时备便盆或尿壶、防腐剂。

3. 护士：洗手、戴口罩 。

4. 患者：保护隐私；根据情况酌情清洗外阴。

五、操作

1. 携用物至床边，核对患者信息、医嘱、条码信息，协助患者取合适体位。

2. 将条形码标签贴于标本收集器上。

3. 留取标本：

（1）尿常规留取：生活自理的患者，给予容器，交代正确留取清晨第一次（中段）尿液10～50mL于容器内，放置于指定位置；若行动不便的患者，协助患者在床上使用便盆或尿壶，收集尿液于尿常规标本容器中；留置导尿管的患者，夹闭尿管1～2小时后分离尿管与尿袋，消毒尿管接口放出前段尿液后留取。

（2）尿培养留取：放置便盆于臀下，用外阴护理包按导尿术消毒规范消毒外阴，戴手套，嘱患者排尿，留取中段尿于无菌容器内，用注射器抽吸

10～20mL尿液，将抽吸的尿液注入无菌尿培养容器中；如为留置导尿的患者同（1）中说明。

（3）12小时或24小时尿标本留取：给予患者集尿容器，容器外侧注明起止时间；告知患者将尿液全部留取在尿壶或便盆中，再倒入集尿容器中收集。

4. 再次核对患者信息及条码信息，观察尿液的颜色、性质、量、气味等。

5. 立即送检。

6. 整理床单位，协助患者取合适体位，进行健康教育，整理用物，洗手，记录 。

7. 注意事项：

（1）留取尿培养标本要注意无菌操作，避免污染，标本中勿混入消毒液，标本须马上送检。

（2）留取24小时尿标本在第一次尿后，立即加入防腐剂。

（3）如做尿肌酸、肌酐、17-羟类固醇、17-酮类固醇、尿糖等定量测定，可测定24小时尿总量记录于送检单上，尿液充分摇匀取100mL送检，其余弃去。

（4）如做尿沉渣检查结核杆菌或做尿蛋白定量检查，则将24小时尿液全部送检。

六、评价

1. 操作规范、熟练、标本符合检验要求。

2. 沟通良好、体现人文关怀，患者/家属对操作表示理解和满意。

表2-1-9-1 尿标本采集操作评分标准

项目		要求	应得分	扣分	说明
素质要求		仪表大方，举止端庄，态度和蔼	2		
		服装、鞋帽整齐	2		
操作前	核对	双人核对医嘱、检验申请单（或条形码），床旁核对患者信息	4		
	评估	患者病情、意识状态、生命体征、正在进行的治疗、生活自理能力、排尿情况（女性患者确认其是否在月经期，如在月经期，则不宜留取尿标本）	4		
		患者心理状态、理解能力及配合程度	3		
	告知	标本采集的目的、注意事项、配合方法	3		
	准备	环境：安静、清洁、光线充足、床帘或屏风遮挡	2		

续表

项目		要求	应得分	扣分	说明
操作前	准备	用物：治疗车、一次性手套、快速手消毒液、纸巾；不同尿标本所需容器：尿常规为尿标本试管、集尿杯；尿培养为无菌尿培养容器、会阴护理包、20mL注射器；12小时或24小时尿标本的容积为3～5L的带盖集尿容器；必要时备便盆或尿壶、防腐剂	5		
		护士：洗手、戴口罩	2		
		患者：保护隐私；根据情况酌情清洗外阴	3		
操作中	实施	携用物至床边，核对患者信息、医嘱、条码信息，协助患者取合适体位	4		
		将条形码标签正确贴于标本收集器上	1		
		留取标本： （1）尿常规留取：生活自理的患者，给予容器，交代正确留取清晨第一次（中段）尿液10～50mL于容器内，放置于指定位置；若行	30		

续表

项目		要求	应得分	扣分	说明
操作中	实施	动不便的患者，协助患者在床上使用便盆或尿壶，收集尿液于尿常规标本容器中；留置导尿管的患者，夹闭尿管1～2小时后分离尿管与尿袋，消毒尿管接口放出前段尿液后留取 （2）尿培养留取：放置便盆于臀下，用外阴护理包按导尿术消毒规范消毒外阴，戴手套，嘱患者排尿，留取中段尿于无菌容器内，用注射器抽吸10～20mL尿液，将抽吸的尿液注入无菌尿培养容器中；如为留置导尿的患者同（1）中说明 （3）12小时或24小时尿标本留取：给予患者集尿容器，容器外侧注明起止时间；告知患者将尿液全部留取在尿壶或便盆中，再倒入集尿容器中收集			
		再次核对患者信息及条码信息，观察尿液的颜色、性质、量、气味等	6		

续表

项目	要求	应得分	扣分	说明
操作后	整理床单位，协助患者取合适体位，进行健康教育	5		
	按要求将尿标本立即送检	3		
	整理用物，洗手，记录	3		
评价	操作规范、熟练、标本符合检验要求	4		
	沟通良好、体现人文关怀，患者/家属对操作表示理解和满意	4		
提问	理论知识	10		

第十节　粪便标本采集

一、核对

1. 双人核对医嘱、检验申请单（或条形码），床旁核对患者信息。

2. 注意事项：

（1）严格执行查对制度，按规范粘贴条形码。

（2）核对检验申请单或条形码信息，包括：科室、床号、姓名、ID号/住院号、检验项目、检验时间、标本容器。

（3）患者信息至少使用两种识别方式。

二、评估

1. 患者病情、意识状态、生命体征、正在进行的治疗、生活自理能力、排便情况、影响标本的因素。

2. 患者心理状态、理解能力及配合程度。

3. 注意事项：

（1）避免用药、饮食、尿液排出、影响检验结果。

（2）留取潜血试验标本，在检查前3天内禁食肉类、肝类、血类、叶绿类食物及含铁剂药物。

4. 相关知识：粪便标本分为4种。常规标本、培养标本、隐血标本、寄生虫及虫卵标本。

三、告知

标本采集的目的、注意事项、配合方法。

四、准备

1. 环境：安静、清洁、光线充足、有床帘或屏风遮挡。

2. 用物：干净便盆，集便盒（内附棉签2支或者捡便匙）或培养管、一次性手套、快速手消毒液。

3. 护士：洗手、戴口罩 。

4. 患者：排空膀胱；保护隐私。

五、操作

1. 携用物至床边，核对患者信息、医嘱、条形码信息。

2. 将条形码标签贴于集便盒上。

3. 嘱患者排便于洁净便盆内。

4. 戴手套，用棉签或捡便匙取较中央的粪便或脓血黏液部分少许（5g）于集便盒或培养管中。

5. 再次核对患者信息及条码信息，观察大便的颜色、性质、量、气味等。

6. 及时送检。

7. 整理床单位，协助患者取合适体位，进行健康教育，整理用物，洗手，记录。

8. 注意事项：

（1）患者无便意需采集粪便培养标本时，可用无菌棉签蘸取无菌生理盐水，由肛门插入6～7cm，轻轻转动棉签取出粪便少许，插入培养试管中送检。

（2）采集检查蛲虫的粪便标本：在晚上，患者感觉肛门周围发痒时，用无菌生理盐水棉签，自肛门周围皱襞处拭取置于试管内，塞好管口送检。

（3）检查阿米巴原虫，将便器加热至接近人体的体温。排便后标本立即送检。

六、评价

1. 操作规范、熟练、标本符合检验要求。

2. 沟通良好、体现人文关怀，患者/家属对操作表示理解和满意。

表2-1-10-1 粪便标本采集操作评分标准

项目		要求	应得分	扣分	说明
素质要求		仪表大方，举止端庄，态度和蔼	2		
		服装、鞋帽整齐	2		
操作前	核对	双人核对医嘱、检验申请单（或条形码），床旁核对患者信息	4		
	评估	患者病情、意识状态、生命体征、正在进行的治疗、生活自理能力、排便情况、影响标本的因素	6		
		患者心理状态、理解能力及配合程度	3		
	告知	标本采集的目的、注意事项、配合方法	3		
	准备	环境：安静、清洁、光线充足、床帘或屏风遮挡	2		

续表

项目		要求	应得分	扣分	说明
操作前	准备	用物：干净便盆，集便盒（内附棉签2支或者捡便匙）或培养管、一次性手套、快速手消毒液	5		
		护士：洗手、戴口罩	2		
		患者：排空膀胱；保护隐私	5		
操作中	实施	携用物至床边，核对患者信息、医嘱、条码信息，将条形码标签贴于集便盒上	5		
		嘱患者排便于洁净便盆内	10		
		戴手套，用棉签或捡便匙取较中央的粪便或脓血黏液部分少许（5g）于集便盒或培养管中	10		
		再次核对患者信息及条码信息，观察大便的颜色、性质、量、气味等	10		
操作后		整理床单位，协助患者取合适体位，进行健康教育	5		
		整理用物，洗手，记录	3		
		按要求及时送检	5		

续表

项目	要求	应得分	扣分	说明
评价	操作规范、熟练、标本符合检验要求	4		
	沟通良好、体现人文关怀，患者/家属对操作表示理解和满意	4		
提问	理论知识	10		

第十一节　鼻饲法

一、核对

1. 双人核对医嘱，床旁核对患者信息。

2. 注意事项：至少同时使用两种患者身份识别方式。

二、评估

1. 患者的病情、意识、生命体征、心理需求及合作能力、过敏史。

2. 评估营养状况。

3. 患者鼻腔状况。

4. 不能经口进食的原因。

5. 有无上消化道狭窄或食管静脉曲张等。

6. 评估食物的性状、量、温度。

7. 注意事项：

（1）患者鼻腔状况：有无鼻中隔偏曲、鼻腔炎症、阻塞、脑脊液鼻漏、鼻腔手术及出血史或其他不宜插管疾病等。

（2）严格掌握鼻饲法的适应证，不能进食的原因，有无口腔疾患、吞咽困难。

（3）根据评估的结果选择大小、质地适当的胃管。

（4）脑脊液鼻漏、食管梗阻或食管静脉曲张者慎插胃管。

三、告知

1. 目的：不能经口进食，通过鼻胃管摄入营养。

2. 操作方法、可能出现的不适、减轻不适的方法。

3. 留置后的护理配合及注意事项。

4. 签署护理操作技术知情同意书。

5. 指导患者深呼吸及吞咽的技巧。

四、准备

1. 环境：安静、清洁、光线充足。

2. 用物：治疗车、一次性胃管、治疗包（治疗碗、镊子、止血钳、弯盘）、纱块、听诊器、手电筒、一次性压舌板、石蜡油、治疗巾、灌注器、棉签、胶布、夹子、吸管、水杯（内盛温开水）、适宜温度的鼻饲液、管道标识、一次性手套、快速手消毒液、必要时备无菌手套。

3. 护士：洗手、戴口罩 。

4. 患者：取半卧位或坐位，头偏向一侧；无法坐起者取右侧卧位；若戴眼镜或义齿，取下妥善放置。

5. 相关知识：

（1）胃管有普通胃管及一次性硅胶胃管。长期留置胃管者建议使用一次性硅胶胃管。

（2）拔管用物：治疗盘、松节油、棉签、纱布、弯盘、治疗巾、一次性手套。

（3）鼻饲液的温度为38～42℃，如当次未注完需低温保存并在24小时内用完。

五、操作

1. 携用物至床边，核对患者信息、医嘱。

2. 打开治疗包，将压舌板、灌注器、胃管放置于治疗碗内，并检查胃管是否通畅。

3. 颌下铺治疗巾，置弯盘；检查清洁鼻腔。

4. 摸剑突，做标记；备胶布（置易取之处）。

5. 测量发际至剑突的距离，看好刻度或者做好标记。

6. 石蜡油润滑胃管前端15～20cm；戴手套。

7. 插管：左手持纱布托胃管，右手持镊子夹管或戴无菌手套持管，缓慢插入10～15cm（会厌部），嘱吞咽，迅速送管。

8. 用压舌板检查（必要时应用手电筒）胃管是否盘曲在口中。

9. 随吞咽动作顺势迅速将胃管插入至所需长度。

10. 用灌注器抽吸胃液，确认胃管在胃内，夹闭胃管末端。

11. 脱手套；用胶布将胃管固定于鼻翼及颊部。

12. 做好管路标识：注明留置日期、时间、置入长度、签名。

13. 灌注食物：回抽胃液（弃去）→注温开水少量→注食物→注温开水约20mL；鼻饲结束，将胃管末端抬高夹闭，用无菌纱布包好或盖好末端并妥善固定放置。

14. 再次核对患者信息、医嘱。

15. 撤去治疗巾，整理床单位，嘱患者维持原卧位20～30分钟，进行健康宣教。

16. 整理用物，洗手，记录。

17. 注意事项：

（1）准确测量胃管置入的长度，应置入的长度：从胃管的末端数起第3个孔开始量，前发际至剑突或耳垂至鼻尖再到剑突，并做好标记。

（2）在插管的过程中，患者若有恶心、呕吐停止片刻嘱深呼吸；应随吞咽动作进行插管，必要时让患者饮少量水；插入不畅时检查是否盘曲口中、如呛咳、紫绀立即拔出，休息后重插。

（3）动作要轻柔，避免损伤食管黏膜，尤其是通过食管3个狭窄部位时。

（4）为昏迷患者插管时，应先撤去枕头，让患者头向后仰，插入胃管至15cm时，将患者头部托起，使下颌靠近胸骨柄，可增大咽喉部通管的弧度，便于胃管顺利通过会厌部。

（5）判断胃管在胃内的方法：①抽出胃液；②将胃管末端置于水中无气泡逸出；③置听诊器于胃部，快速经胃管向胃内注入20mL空气听到气过水声。

（6）凝血功能异常者，留置胃管后严密观察有无出血情况。

（7）鼻饲药物时，要将药片研碎溶解后再灌入，若灌入新鲜果汁，应与奶制品分别灌入，以防形成凝块。

（8）长期鼻饲患者要每天进行口腔护理，保持口腔清洁。

（9）给鼻饲者更换胃管时，于当晚最后一次鼻饲后拔出，翌日早晨从另一侧鼻孔插入。

（10）如拔除胃管，对停留胃管时间较长者，可先用石蜡油滴鼻或少量口服，润滑咽喉后再拔管。

（11）拔除胃管流程：①备用物，核对信息、医嘱。②在患者颌下垫治疗巾（或毛巾）。③去除固定胶布。④戴一次性手套，用纸巾或纱块包裹靠近鼻孔处的胃管，嘱患者深呼吸，在患者呼气时拔除。⑤清洁口鼻面部，擦去胶布痕迹，协助患者漱口，撤治疗巾，脱手套。⑥协助患者取合适体位，整理床单位。⑦再次核对，整理用物，洗手记录。

六、评价

1. 操作规范、准确、动作轻巧，确保胃管于胃内，胃管通畅、固定稳妥。

2. 安全、无不良反应，做好风险防范措施。

3. 沟通良好、体现人文关怀，患者/家属对操作表示理解和满意。

表2-1-11-1　鼻饲法操作评分标准

<table>
<tr><th colspan="2">项目</th><th>要求</th><th>应得分</th><th>扣分</th><th>说明</th></tr>
<tr><td colspan="2" rowspan="2">素质要求</td><td>仪表大方，举止端庄，态度和蔼</td><td>2</td><td></td><td></td></tr>
<tr><td>服装、鞋帽整齐</td><td>2</td><td></td><td></td></tr>
<tr><td rowspan="11">操作前</td><td>核对</td><td>双人核对医嘱，床旁核对患者信息</td><td>4</td><td></td><td></td></tr>
<tr><td rowspan="5">评估</td><td>患者的病情、置管目的、心理需求、意识和合作能力、过敏史</td><td>3</td><td></td><td></td></tr>
<tr><td>评估患者营养状况、鼻腔状况</td><td>2</td><td></td><td></td></tr>
<tr><td>不能经口进食的原因</td><td>2</td><td></td><td></td></tr>
<tr><td>有无上消化道狭窄或食管静脉曲张等</td><td>2</td><td></td><td></td></tr>
<tr><td>评估食物的性状、量、温度</td><td>2</td><td></td><td></td></tr>
<tr><td rowspan="3">告知</td><td>目的、方法、可能出现的不适、减轻不适的方法</td><td>3</td><td></td><td></td></tr>
<tr><td>留置后的护理配合及注意事项</td><td>3</td><td></td><td></td></tr>
<tr><td>签署护理操作技术知情同意书</td><td>2</td><td></td><td></td></tr>
<tr><td>准备</td><td>环境：安静、清洁、光线充足</td><td>2</td><td></td><td></td></tr>
</table>

续表

项目		要求	应得分	扣分	说明
操作前	准备	用物：治疗车、一次性胃管、治疗包、纱块、听诊器、手电筒、一次性压舌板、石蜡油、治疗巾、灌注器、棉签、胶布、夹子、吸管、水杯（内盛温开水）、适宜温度的鼻饲液、管道标识、一次性手套、快速手消毒液、必要时备无菌手套	5		
		护士：洗手、戴口罩	2		
		患者：取半卧位或坐位，头偏向一侧；无法坐起者取右侧卧位；若戴眼镜或义齿，取下妥善放置	2		
操作中	实施	携用物至床边，核对患者信息、医嘱	4		
		打开治疗包，将压舌板、灌注器、胃管放置于治疗碗内，并检查胃管是否通畅	2		
		颌下铺治疗巾，置弯盘；检查清洁鼻腔	2		

续表

项目		要求	应得分	扣分	说明
操作中	实施	摸剑突，做标记；备胶布（置易取之处）	2		
		测量发际至剑突的距离，看好刻度或者做好标记	2		
		石蜡油润滑胃管前端15～20cm；戴手套	2		
		插管：左手持纱布托胃管，右手持镊子夹管或戴无菌手套持管，缓慢插入10～15cm（会厌部），嘱吞咽，迅速送管	5		
		用压舌板检查（必要时应用手电筒）胃管是否盘曲在口中	1		
		随吞咽动作顺势迅速将胃管插入至所需长度	2		
		用灌注器抽吸胃液，确认胃管在胃内，夹闭胃管末端	2		
		脱手套；用胶布将胃管固定于鼻翼及颊部	2		
		做好管路标识：注明留置日期、时间、置入长度、签名	2		

续表

项目		要求	应得分	扣分	说明
		灌注食物：回抽胃液（弃去）→注温开水少量→注食物→注温开水约20mL；鼻饲结束，将胃管末端抬高夹闭，用无菌纱布包好或盖好末端并妥善固定放置	5		
		再次核对患者信息、医嘱	3		
		撤去治疗巾，整理床单位，嘱患者维持原卧位20～30分钟	2		
操作后		进行健康宣教	3		
		整理用物，洗手，记录	2		
评价		操作规范、准确、动作轻巧，确保胃管于胃内，胃管通畅、固定稳妥	3		
		安全、无不良反应，做好风险防范措施	3		
		沟通良好、体现人文关怀，患者/家属对操作表示理解和满意	3		
提问		理论知识	10		

第十二节　导尿术

一、核对

1. 双人核对医嘱，床旁核对患者信息。

2. 注意事项：至少同时使用两种患者身份识别方式。

二、评估

1. 患者的年龄、性别、病情、意识状态、合作程度、心理状态、过敏史等。

2. 有无膀胱、尿道、前列腺疾病，膀胱充盈度，会阴部情况。

3. 患者及家属对导尿知识的了解程度。

4. 注意事项：

（1）对乳胶过敏的应选用硅胶尿管。

（2）有尿道狭窄及尿道痉挛的患者，应注意掌握插管技巧和选择合适的尿管。

三、告知

1. 实施导尿的目的、方法、可能出现的不适，缓解不适的方法。

2. 可能出现的并发症和导尿后的护理配合。

3. 签署护理操作技术知情同意书。

4. 注意事项：插管时嘱患者深呼吸，缓解患者紧张情绪，减轻导尿过程中的不适感，避免并发症的发生。

四、准备

1. 环境：安静、清洁、光线充足，保护隐私。

2. 用物：治疗车、一次性硅胶或乳胶导尿包（内含消毒用物、石蜡油、导尿管、集尿袋、含注射用水的注射器、尿培养管）、一次性护理垫（或者治疗巾）、尿管标识、固定的胶布、快速手消毒液。

3. 操作者：洗手、戴口罩。

4. 患者：指导或协助患者进行会阴部清洁。

5. 注意事项：根据评估情况选择合适型号导尿管（成年人选用12～20号，儿童选用8～10号），留置尿管者多选用双腔导尿管，膀胱冲洗或滴药者可使用三腔导尿管。

五、操作

1. 携用物至床边，核对患者信息、医嘱。

2. 协助患者脱去对侧裤腿，盖在近侧腿上，对侧腿和上身用被盖好。

3. 协助患者取仰卧屈膝位，双腿略外展。

4. 臀下垫护理垫，暴露外阴部。

5. 打开导尿包外包装，取会阴消毒包，置于患者双腿之间。

6. 打开消毒棉球置于弯盘内，戴手套。

7. 消毒外阴：

（1）男性：对侧至近侧消毒阴阜；纵向消毒阴茎根部至冠状沟；无菌纱布包裹消毒过的阴茎，暴露阴茎阴囊面，消毒冠状沟至阴囊；将包皮向后推，向外螺旋擦拭：尿道口→龟头→冠状沟及包皮皱褶面→尿道口。

（2）女性：由对侧至近侧，自上而下消毒阴阜；先对侧再近侧消毒大阴唇；左手分开大阴唇消毒：对侧大小阴唇之间→近侧大小阴唇之间→对侧小阴唇→近侧小阴唇→尿道口→尿道口至肛门。

8. 脱手套，整理消毒用物弃去，用快速手消毒液抹手。

9. 将无菌导尿包置于患者两腿之间打开。

10. 戴无菌手套，铺巾，合理摆放导尿包内用物。

11. 检查尿管是否通畅、水囊有无漏气。

12. 将尿管与集尿袋连接，关闭集尿袋的放尿阀；用石蜡油润滑导尿管长度的1/2，备用。

13. 再次消毒：

（1）男性：左手提起阴茎与腹壁成60°，同时将包皮往后推，消毒顺序：尿道口→龟头→冠状沟→尿道口。

（2）女性：左手分开并固定小阴唇，由内向外进行消毒：尿道口→对侧小阴唇→近侧小阴唇→尿道口。

14. 插管（嘱患者张口呼吸）

（1）男性：右手持镊子夹导尿管前端，对准尿道口轻轻插入20～22cm，见尿后再插入1～2cm。

（2）女性：右手持镊子夹导尿管前端，对准尿道口轻轻插入4～6cm，见尿后再插入1～2cm。

15. 左手固定导尿管，水囊注入等量的注射用水，稍稍向外拉导尿管至遇阻力，再向内送少许；男性患者将包皮前推覆盖龟头。

16. 整理用物，脱手套。

17. 用胶布固定尿管，将引流袋妥善固定于床旁。

18. 观察尿管引流情况，贴管路标识，注明导尿管的留置时间、签名；并注明集尿袋有效期。

19. 协助患者穿好裤子，取合适体位，整理床单位。

20. 再次核对患者信息、医嘱。

21. 告知患者留置尿管期间的注意事项，进行健康指导。

22. 注意事项：

（1）男性包皮和冠状沟易藏污垢，要彻底清除污垢，预防感染。

（2）棉球限用1次，避免污染已消毒的部位。

（3）插管时动作轻柔，嘱患者张口呼吸，男性尿道有3个狭窄处，切忌插管过快，用力过猛而损伤尿道黏膜，可将阴茎上提，使耻骨前弯消失，利于尿管的插入。

（4）老年男性前列腺肥大患者，如插管受阻，切忌强行插入，应请专科医生插管。

（5）女性插管时，固定小阴唇的手不可触及无菌导尿管；若误入阴道应换管重插。

（6）保证水囊在膀胱内才可充水囊。

（7）尿管妥善固定，防止滑脱；集尿袋妥善固定在低于膀胱的高度，防止尿液反流。

（8）引流管留出足够患者在床上翻身的长度。

（9）对膀胱高度膨胀者，一次放尿不得超过1 000mL，以免发生虚脱或血尿。

（10）注意观察尿液量、颜色、性质、导尿前后患者的情况。

（11）拔除导尿管流程：①携用物至床边，核对患者信息，保护隐私。②将护理垫垫于臀下，戴一次性手套。③揭去固定胶布，用20mL注射器抽空水囊内液体。④夹闭尿管，嘱患者张口呼吸，将导尿管轻轻往外拔。⑤撤护理垫，协助患者穿裤，协助取合适体位，整理床单位及用物。

（12）拔管中若患者感觉不适或拔管不顺，应减缓拔管或停止拔管，密切观察，查找原因或通知医生处理。

（13）使用水囊尿管拔管时，务必先抽出水囊内液体，以避免损伤尿道黏膜。

（14）拔管后观察患者自主排尿的情况。

六、评价

1. 操作熟练、规范、安全、未给患者造成不必要的损伤。

2. 严格无菌操作，操作过程无污染，尿管与尿袋连接紧密，引流通畅，固定稳妥。

3. 沟通良好，体现人文关怀，患者/家属对操作表示理解和满意。

表2-1-12-1 导尿术操作评分标准

项目	要求	应得分	扣分	说明
素质要求	仪表大方，举止端庄，态度和蔼	2		
	服装、鞋帽整齐	2		

续表

项目		要求	应得分	扣分	说明
操作前	核对	双人核对医嘱，床旁核对患者信息	4		
	评估	患者的年龄、性别、病情、意识、合作程度、心理状态、过敏史等	3		
		有无膀胱、尿道、前列腺疾病，膀胱充盈度，会阴部情况	3		
		患者及家属对导尿知识的了解程度	2		
	告知	实施导尿的目的、方法、可能出现的不适，缓解不适的方法；可能出现的并发症和导尿后的护理配合	2		
		签署护理操作技术知情同意书	2		
	准备	环境：安静、清洁、光线充足，保护隐私	2		
		用物：治疗车、一次性硅胶或乳胶导尿包（内含消毒用物、石蜡油、导尿管、集尿袋、含注射用水的注射器、尿培养管）、一次性护理垫（或者治疗巾）、尿管标识、固定的胶布、快速手消毒液	4		

续表

项目		要求	应得分	扣分	说明
		操作者：洗手、戴口罩	2		
		患者：指导或协助患者进行会阴部清洁	2		
操作中	实施	携用物至床边，核对患者信息、医嘱	3		
		协助患者脱去对侧裤腿，盖在近侧腿上，对侧腿和上身用被盖好	1		
		协助患者取仰卧屈膝位，双腿略外展，臀下垫护理垫，暴露外阴部	1		
		打开导尿包，取会阴消毒包，置患者双腿间；打开消毒棉球置于弯盘内，戴手套	1		
		消毒外阴： （1）男性：对侧至近侧消毒阴阜；纵向消毒阴茎根部至冠状沟；无菌纱布包裹消毒过的阴茎，暴露阴茎阴囊面，消毒冠状沟至阴囊；将包皮向后推，向外螺旋擦拭：尿道口→龟头→冠状沟及包皮皱褶面→尿道口	10		

续表

项目		要求	应得分	扣分	说明
操作中	实施	（2）女性：由对侧至近侧，自上而下消毒阴阜；先对侧再近侧消毒大阴唇；左手分开大阴唇消毒：对侧大小阴唇之间→近侧大小阴唇之间→对侧小阴唇→近侧小阴唇→尿道口→尿道口至肛门			
		脱手套，整理消毒用物弃去，用快速手消毒液抹手	1		
		将无菌导尿包置于患者两腿之间打开；戴无菌手套，铺巾，合理摆放导尿包内用物	2		
		检查尿管是否通畅、水囊有无漏气，将尿管与集尿袋连接，关闭集尿袋的放尿阀；用石蜡油润滑导尿管长度的1/2，备用	2		
		再次消毒： （1）男性：左手提起阴茎与腹壁成60°，同时将包皮往后推，消毒顺序：尿道口→龟头→冠状沟→尿道口	8		

续表

项目		要求	应得分	扣分	说明
操作中	实施	（2）女性：左手分开并固定小阴唇，由内向外进行消毒：尿道口→对侧小阴唇→近侧小阴唇→尿道口			
		插管（嘱患者张口呼吸） （1）男性：右手持镊子夹导尿管前端，对准尿道口轻轻插入20～22cm，见尿后再插入1～2cm （2）女性：右手持镊子夹导尿管前端，对准尿道口轻轻插入4～6cm，见尿后再插入1～2cm	8		
		左手固定导尿管，水囊注入等量的注射用水，稍稍向外拉导尿管至遇阻力，再向内送少许；男性患者将包皮前推覆盖龟头	2		
		整理用物，脱手套；用胶布固定尿管，将引流袋妥善固定于床旁	1		

续表

项目		要求	应得分	扣分	说明
		观察尿管引流情况，贴管路标识，注明导尿管的留置时间、签名；并注明集尿袋有效期	2		
		协助患者穿好裤子，取合适体位，整理床单位	1		
		再次核对患者信息、医嘱	2		
操作后		告知患者留置尿管期间的注意事项，进行健康指导	2		
		注意观察尿液量、颜色、性质、导尿前后患者的情况	2		
		对膀胱高度膨胀者，一次放尿不得超过1 000mL，以免发生虚脱或血尿	1		
评价		操作熟练、规范、安全、未给患者造成不必要损伤	4		
		严格无菌操作，操作过程无污染，尿管与尿袋连接紧密，引流通畅，固定稳妥	4		
		沟通良好，体现人文关怀，患者/家属对操作表示理解和满意	2		
提问		理论知识	10		

第十三节　大量不保留灌肠

一、核对

1. 双人核对医嘱，床旁核对患者信息。

2. 注意事项：至少同时使用两种患者身份识别方式。

二、评估

1. 患者病情、意识状态、生命体征、心肺肝肾功能、排便情况、心理状况及合作程度、有无灌肠的禁忌证。

2. 肛门直肠疾患、肛周皮肤黏膜情况。

3. 正确选择灌肠液。

4. 相关知识：

（1）常用灌肠液种类：0.1%～0.2%的肥皂液，生理盐水。

（2）灌肠液的量：成年人每次用量为500～1 000mL，儿童200～500mL，伤寒患者不超过500mL。

（3）灌肠液的温度：一般为38℃，降温时用28～32℃，中暑时用4℃。

（4）肝昏迷者禁用肥皂液；充血性心力衰竭和水钠潴留者禁用生理盐水；急腹症、消化道出血、严重心血管疾病、妊娠等禁止灌肠。

三、告知

1. 告知患者/家属灌肠的目的：解除便秘、肠胀气；清洁肠道，为肠道手术做准备；稀释并清除肠道内有害物质，减轻中毒；灌入低温液体，为高热患者降温。

2. 操作过程，灌肠时的配合方法。

3. 体位：屈膝左侧卧位。

四、准备

1. 环境：安静、清洁、光线充足，保护隐私。

2. 用物：治疗车、一次性灌肠袋、治疗包（镊子、止血钳、治疗碗、弯盘）、水温计、石蜡油、棉签、一次性手套、纸巾、护理垫（或治疗巾）、便盆、输液架、根据医嘱备灌肠液（测试好液温）、快速手消毒液。

3. 护士：洗手、戴口罩。

4. 患者：取合适体位，嘱排尿。

5. 注意事项：

（1）为生活不能自理的患者提供便盆或协助排大小便。

（2）在治疗室量好灌肠液的温度。

五、操作

1. 携用物至床边，核对患者信息、医嘱。

2. 协助患者取左侧卧位，双腿弯曲，将裤子褪至膝部，暴露臀部并移至床沿（注意其他部位保暖），准备输液架 。

3. 垫护理垫于臀下，用快速手消毒液抹手 。

4. 打开治疗包，打开灌肠袋，将袋子挂在输液架上（关闭灌肠袋调节器），用镊子将肛管放到治疗包碗内，用石蜡油润滑肛管。

5. 将灌肠液倒入灌肠袋内，调节好输液架高度，液面距离肛门40～60cm。

6. 戴手套，将弯盘置于患者臀边，将肛管连接到灌肠袋连接管，排气（放出少量液体在弯盘内）。

7. 一手用纸巾分开臀部，暴露肛门，嘱患者深呼吸，一手将肛管轻轻插入7～10cm。

8. 固定肛管，打开开关，使灌肠液缓缓流入，密切观察液面下降速度和患者情况，根据患者耐受情况调节流速。

9. 当灌肠液袋内液体即将流尽时夹闭调节器，用纸巾包裹肛管拔出，用纸巾轻轻在肛门处按压片刻，擦净肛门，撤垫巾，脱手套。

10. 协助患者取平卧位，为不能下床排便的患者准备好便盆，嘱患者尽量保留灌肠液5～10分钟再排便，将纸巾放在患者易取之处。

11. 再次核对，整理用物，洗手。

12. 协助患者排便，排便结束后整理床单位，协助患者取合适体位。

13. 告知治疗后注意事项，进行健康教育，洗手、记录。

14. 注意事项：

（1）灌肠过程中注意保暖，保护患者隐私。

（2）保持一定灌注压力和速度，如压力过大，液体流速过快，不易保留，而且容易造成肠道损伤，伤寒患者液面不得高于肛门30cm，液体量不得超过500mL。

（3）顺应肠道解剖，勿用力，以防损伤肠黏膜。如插入受阻，可退出少许，旋转后缓缓插入。儿童插入深度4～7cm。

（4）如患者感觉腹胀或有便意，嘱患者深呼吸，放松腹部肌肉，减慢流速或稍停片刻；如患者出现脉速、面色苍白、大汗、剧烈腹痛、心慌气促，应立即停止灌肠，与医生联系，给予处理。

（5）对于不能自我控制排便的患者，臀下放置便盆。

（6）观察患者排出大便的量、颜色、性质，排便次数，降温患者灌肠，排便30分钟后测量体温并观察体温变化。

（7）记录：1/E表示灌肠后排便一次，0/E表示灌肠后未排便，1 1/E表示自行排便一次，灌肠后排便一次。

六、评价

1. 操作熟练、规范、安全、未给患者造成不必要的损伤。

2. 发生与灌肠相关不良反应处理及时有效。

3. 沟通良好，体现人文关怀，患者/家属对操作表示理解和满意。

表2-1-13-1　大量不保留灌肠操作评分标准

项目		要求	应得分	扣分	说明
素质要求		仪表大方，举止端庄，态度和蔼	2		
		服装、鞋帽整齐	2		
操作前	核对	双人核对医嘱，床旁核对患者信息	4		
	评估	患者病情、意识状态、生命体征、心肺肝肾功能、排便情况、心理状况及合作程度、有无灌肠的禁忌证	5		

续表

项目		要求	应得分	扣分	说明
操作前		肛门直肠疾患、肛周皮肤黏膜情况	2		
		正确选择灌肠液	2		
	告知	患者/家属灌肠的目的及过程，灌肠时配合方法	3		
	准备	环境：安静、清洁、光线充足，保护隐私	2		
		用物：治疗车、一次性灌肠袋、治疗包（镊子、止血钳、治疗碗、弯盘）、水温计、石蜡油、棉签、一次性手套、纸巾、护理垫（或治疗巾）、便盆、输液架、根据医嘱备灌肠液（测试好液温）、快速手消毒液	4		
		护士：洗手、戴口罩	2		
		患者：取合适体位，嘱排尿	2		
操作中	实施	携用物至床边，核对患者信息、医嘱	4		
		协助患者取左侧卧位，双腿弯曲，将裤子褪至膝部，暴露臀部并移至床沿（注意其他部位保暖），准备输液架	2		

续表

项目		要求	应得分	扣分	说明
操作中	实施	垫护理垫于臀下，用快速手消毒液抹手	2		
		打开治疗包，打开灌肠袋，将袋子挂在输液架上（关闭灌肠袋调节器），用镊子将肛管放到治疗包碗内，用石蜡油润滑肛管	2		
		将灌肠液倒入灌肠袋内，调节好输液架高度，液面距离肛门40～60cm	2		
		戴手套，将弯盘置于患者臀边，将肛管连接到灌肠袋连接管，排气（放出少量液体在弯盘内）	2		
		一手用纸巾分开臀部，暴露肛门，嘱患者深呼吸，一手将肛管轻轻插入7～10cm	5		
		固定肛管，打开开关，使灌肠液缓缓流入，密切观察液面下降速度和患者情况，根据患者耐受情况调节流速	8		

续表

项目		要求	应得分	扣分	说明
操作中	实施	当灌肠液袋内液体即将流尽时夹闭调节器，用纸巾包裹肛管拔出，用纸巾轻轻在肛门处按压片刻，擦净肛门，撤垫巾，脱手套	2		
		协助患者取平卧位，为不能下床排便的患者准备好便盆，嘱患者尽量保留灌肠液5～10分钟再排便，将纸巾放在患者易取之处	2		
		再次核对患者信息、医嘱，整理用物，洗手	3		
		协助患者排便，排便结束后整理床单位，协助患者取合适体位	2		
操作后		告知注意事项，进行健康教育，洗手	3		
		密切观察灌肠后患者的反应	4		
		记录患者灌肠后的效果	3		
		记录患者的异常情况及处理措施和效果	3		

续表

项目	要求	应得分	扣分	说明
评价	操作熟练、规范、安全，未给患者造成不必要的损伤	4		
	发生与灌肠相关不良反应处理及时有效	4		
	沟通良好，体现人文关怀，患者/家属对操作表示理解和满意	3		
提问	理论知识	10		

第十四节　保留灌肠

一、核对

1. 双人核对医嘱，床旁核对患者信息。

2. 注意事项：至少同时使用两种患者身份识别方式。

二、评估

1. 患者病情、意识状态、生命体征、心肺肝肾功能、肠道病变部位、心理状况及合作程度、有无禁忌证。

2. 肛门直肠疾患、肛周皮肤黏膜情况。

3. 根据医嘱准备灌肠液。

4. 相关知识：

（1）常用的溶液：镇静催眠用10%水合氯醛；肠道抗感染治疗用0.5%～1%新霉素或其他抗生素溶液等。

（2）肛门、直肠、结肠手术及排便失禁的患者不宜做保留灌肠。

三、告知

1. 告知患者/家属灌肠的目的：镇静、催眠，治疗肠道感染。

2. 操作过程，灌肠时配合方法。

四、准备

1. 环境：安静、清洁、光线充足，保护隐私。

2. 用物：治疗车、镊子、止血钳、治疗碗、弯盘、灌注器、水温计、肛管、石蜡油、棉签、一次性手套、纸巾、护理垫（或治疗巾）、便盆、温水、软枕、根据医嘱备灌肠液、快速手消毒液。

3. 护士：洗手、戴口罩。

4. 患者：取合适体位，嘱排尿、排便。

5. 注意事项：

（1）为生活不能自理的患者提供便盆或协助其

排大小便。

（2）在治疗室量好灌肠液的温度，温度为38℃，药液量不要超过200mL。

（3）了解灌肠目的和病变部位，以确定患者的卧位和插入肛管的深度。

（4）慢性细菌性痢疾，病变部位多在直肠或乙状结肠，取左侧卧位。阿米巴痢疾病变多在回盲部，取右侧卧位。

五、操作

1. 携用物至床边，核对患者信息、医嘱。

2. 根据病情及病变部位选择合适体位，暴露臀部。

3. 臀部抬高约10cm，臀下垫软枕，垫护理垫。

4. 打开治疗包，将肛管放到治疗包碗内，用石蜡油润滑肛管。

5. 戴手套，将弯盘置于患者臀边。

6. 用灌注器抽吸药液，连接肛管，排尽管内空气，用止血钳夹闭肛管。

7. 一手用纸巾分开臀部，暴露肛门，嘱患者深呼吸，一手将肛管轻轻插入15～20cm。

8. 松开止血钳，一手用纸巾固定肛管，另一手缓缓注入灌肠液。

9. 药液注入完毕，夹闭肛管，将灌注器与肛管分离，用灌注器抽吸温开水5～10mL，连接肛管与灌注器，松开止血钳，抬高肛管尾端，将温开水注入肛管。

10. 夹闭肛管，用纸巾包裹肛管前端，轻擦拔出丢弃。

11. 用纸巾轻轻在肛门处按压片刻，擦净肛门，撤垫巾，脱手套。

12. 协助患者取合适卧位，嘱患者尽量保留药液1小时以上，将纸巾及便盆放在患者易取之处。

13. 再次核对患者信息、医嘱。

14. 告知治疗后注意事项，进行健康教育，整理用物，洗手、记录。

15. 注意事项：

（1）抬高臀部防止药液溢出。

（2）保留灌肠前嘱患者排便排尿，肠道排空有利于药液吸收。

（3）保留灌肠时，应选择稍细的肛管并且插入要深，液量不宜过多，压力要低，灌入速度宜慢，以减少刺激，使灌入的药液能保留较长时间，利于肠黏膜吸收。

（4）灌肠过程中如患者有便意或腹胀，嘱患者做深呼吸；并密切观察患者反应，经常询问，发现异常立即停止灌肠，及时处理。

（5）观察患者排出大便的量、颜色、性质，排便次数，降温患者灌肠，排便30分钟后测量体温并观察体温变化。

（6）记录：1/E表示灌肠后排便一次，0/E表示灌肠后未排便，1 1/E表示自行排便一次，灌肠后排便一次。

六、评价

1. 操作熟练、规范、安全、未给患者造成不必要的损伤。

2. 发生与灌肠相关不良反应处理及时有效。

3. 沟通良好，体现人文关怀，患者/家属对操作表示理解和满意。

表2-1-14-1　保留灌肠操作评分标准

<table>
<tr><th colspan="2">项目</th><th>要求</th><th>应得分</th><th>扣分</th><th>说明</th></tr>
<tr><td colspan="2" rowspan="2">素质要求</td><td>仪表大方，举止端庄，态度和蔼</td><td>2</td><td></td><td></td></tr>
<tr><td>服装、鞋帽整齐</td><td>2</td><td></td><td></td></tr>
<tr><td>操作前</td><td>核对</td><td>双人核对医嘱，床旁核对患者信息</td><td>4</td><td></td><td></td></tr>
</table>

续表

项目		要求	应得分	扣分	说明
操作前	评估	患者病情、意识状态、生命体征、心肺肝肾功能、肠道病变部位、心理状况及合作程度、有无禁忌证	5		
		肛门直肠疾患、肛周皮肤黏膜情况	3		
		根据医嘱准备灌肠液	2		
	告知	患者/家属灌肠的目的及过程，灌肠时配合方法	3		
	准备	环境：安静、清洁、光线充足，保护隐私	2		
		用物：治疗车、治疗包（镊子、止血钳、治疗碗、弯盘）、灌注器、水温计、肛管、石蜡油、棉签、一次性手套、纸巾、护理垫（或治疗巾）、便盆、温水、软枕、根据医嘱备灌肠液、快速手消毒液	4		
		护士：洗手、戴口罩	2		
		患者：取合适体位，嘱其先排尿排便	2		

续表

项目		要求	应得分	扣分	说明
操作中	实施	携用物至床边，核对患者信息、医嘱	4		
		根据病情及病变部位选择合适体位，暴露臀部	2		
		臀部抬高约10cm，臀下垫软枕，垫护理垫	3		
		打开治疗包，将肛管放到治疗包碗内，润滑肛管，戴手套，将弯盘置于患者臀边	2		
		用灌注器抽吸药液，连接肛管，排尽管内空气，用止血钳夹闭肛管	2		
		一手用纸巾分开臀部，暴露肛门，嘱患者深呼吸，一手将肛管轻轻插入15～20cm	4		
		松开止血钳，一手用纸巾固定肛管，另一手缓缓注入灌肠液	6		
		药液注入完毕，夹闭肛管，将灌注器与肛管分离，用灌注器抽吸温开水5～10mL，连接肛管与灌注器，松开止血钳，抬高肛管尾端，将温开水注入肛管	4		

续表

项目		要求	应得分	扣分	说明
		夹闭肛管，用纸巾包裹肛管前端，轻擦拔出丢弃	2		
		用纸巾在肛门处按压片刻，擦净肛门，撤垫巾，脱手套	1		
		协助患者取合适卧位，嘱患者尽量保留药液1小时以上，纸巾及便盆放在患者易取之处	2		
		再次核对患者信息、医嘱	3		
操作后		整理用物、告知注意事项，进行健康教育，洗手	3		
		密切观察灌肠后患者的反应	4		
		记录患者灌肠后的效果	3		
		记录患者的异常情况及处理措施和效果	3		
评价		操作熟练、规范、安全、未给患者造成不必要的损伤	4		
		发生与灌肠相关不良反应处理及时有效	4		
		沟通良好，体现人文关怀，患者/家属对操作表示理解和满意	3		
提问		理论知识	10		

第十五节　吸痰法

一、核对

1. 双人核对医嘱，床旁核对患者信息。

2. 注意事项：至少同时使用两种患者身份识别方式。

二、评估

1. 患者病情、意识、生命体征、咳痰能力、痰液的量和黏稠情况。

2. 呼吸状况：有无呼吸困难和发绀，SpO_2是否下降，有无痰鸣音。

3. 口鼻腔黏膜情况，有气管插管的评估插管位置和固定情况。

4 患者的心理状态、合作能力。

5. 注意事项：

（1）适用于年老体弱、新生儿、危重、麻醉未醒、人工气道等不能进行有效咳嗽和自主排痰者。

（2）视痰液的多少决定吸痰的时间和次数。

三、告知

1. 告知患者/家属操作的目的：清除呼吸道分泌物，保持呼吸道通畅；促进呼吸功能，改善通气；预防肺不张、坠积性肺炎等肺部感染。

2. 操作步骤、操作中可能出现的风险、患者配合的方法。

3. 注意事项：病情危急时边操作边向患者/家属解释。

四、准备

1. 环境：安静、整洁、光线充足，拉好床帘或放置屏风。

2. 用物：负压装置全套（做好测试和安装，接好连接管）、治疗托盘铺无菌治疗巾（内盛消毒圆碗2个，一个盛无菌盐水，一个放纱布、镊子）、一次性无菌吸痰管（内含1双无菌手套）、弯盘、治疗巾、手电筒、听诊器、快速手消毒液，必要时备压舌板、舌钳、开口器。

3. 护士：洗手，戴口罩。

4. 患者：取合适体位，检查口腔黏膜，颌下铺治疗巾。

5. 相关知识：

（1）负压装置全套配置如下。①中心负压吸引方式：中心负压装置、连接管2条、负压袋1个、负压袋支架1个。②电动吸引器吸引方式：可移动式电动吸引器、连接管2条。

（2）患者体位：轻症患者取坐位或半坐卧位；较重者取左侧卧位；昏迷患者取平卧位，头偏向一侧。

（3）患者有躁动无法配合者可适当约束。

（4）有活动义齿者取下。

（5）调节压力（负压）：成人300～400mmHg（40～53.3kPa），儿童250～300mmHg（33～40kPa）。

五、操作

1．携用物至床旁，查对患者信息、医嘱。

2．协助患者取合适体位，颌下铺治疗巾。

3．将吸痰无菌治疗盘放置床头并打开，打开负压。

4．开吸痰管，右手戴无菌手套，取出吸痰管，将吸痰管与吸引管相连，试吸，检查管道通畅。

5．插管吸痰：

（1）经口咽吸引：嘱患者张口，打开吸痰管侧孔，右手持管，从口腔的一侧插入咽喉，同时鼓励患者咳嗽；左手拇指封堵吸痰管侧孔，吸净口咽部分泌物；更换吸痰管，在患者吸气时将吸痰管插入气管适宜深度（14～16cm），封堵吸痰管侧孔开始吸引，左右旋转，自深部向上提拉吸净痰液。

（2）经鼻吸引：用拇指和示指将吸痰管轻而快插入鼻腔，并在患者吸气时沿着鼻腔壁向深处插入适宜深度（22～25cm），操作方法同口咽吸引法。

（3）气管导管吸引：打开360°接头小孔，将吸痰管插入合适深度（10～25cm），遇阻力后向外退出1cm后吸引，操作方法同口咽吸引法。

6. 吸痰后用生理盐水充分冲洗连接管至无痰液附着，分离吸痰管，翻脱手套包裹吸痰管弃去。

7. 将连接管挂床边备用，关掉吸引器。

8. 擦净患者面部，将氧流量调至吸痰前水平，撤去治疗巾。

9. 肺部听诊：痰鸣音有无减少或消失。

10. 观察：观察患者的病情变化、生命体征、呼吸道是否通畅、缺氧是否改善、血氧饱和度的情况；痰液性质、量、颜色；口腔黏膜有无损伤。

11. 再次核对，整理床单位，根据病情协助患者取合适体位。

12. 整理用物，洗手，记录。

13. 注意事项：

（1）吸氧患者在吸痰前将氧流量调至中流量，呼吸机辅助呼吸患者予2分钟纯氧。

（2）痰液黏稠者可雾化或拍背3～5分钟后再抽吸。

（3）操作过程中严格遵循无菌原则，吸痰管一用一换，吸痰托盘4小时更换一次；若气管插管或气管切开，应先抽吸气管插管或切开处，再吸口鼻。

（4）吸痰动作要轻、稳，插管时不可有负压，以免引起呼吸道黏膜损伤。

（5）每次吸痰时间不超过15秒，吸引器连续使用时间不超过3～5分钟；治疗碗内的生理盐水要吸净，不要留到下一次吸痰使用。

（6）吸痰过程中密切观察患者病情变化，如有心率、血压、呼吸、血氧饱和度的明显改变，应立即停止并处理。

六、评价

1. 操作规范熟练、动作轻稳、安全有效。

2. 遵循无菌原则。

3. 沟通良好，体现人文关怀，患者/家属对操作表示理解和满意。

表2-1-15-1　吸痰法操作评分标准

项目		要求	应得分	扣分	说明
素质要求		仪表大方，举止端庄，态度和蔼	2		
		服装、鞋帽整齐	2		
操作前	核对	双人核对医嘱，床旁核对患者信息	4		

续表

项目		要求	应得分	扣分	说明
操作前	评估	患者病情、意识、生命体征、咳痰能力、痰液的量和黏稠情况	4		
		呼吸状况：有无呼吸困难和发绀，SpO_2是否下降，有无痰鸣音	3		
		口鼻腔黏膜情况，有气管插管的评估插管位置和固定情况	3		
		患者的心理状态、合作能力	2		
	告知	目的、步骤；操作中可能出现的风险；患者配合的方法	3		
	准备	环境：安静、整洁、光线充足，拉好床帘或放置屏风	1		
		用物：负压装置全套（做好测试和安装，接好连接管）、治疗托盘铺无菌治疗巾（内盛消毒圆碗2个，一个盛无菌盐水，一个放纱布、镊子）、一次性无菌吸痰管（内含1双无菌手套）、	5		

续表

项目		要求	应得分	扣分	说明
		弯盘、治疗巾、手电筒、听诊器、快速手消毒液，必要时备压舌板、舌钳、开口器			
		护士：洗手，戴口罩	2		
		患者：取合适体位，检查口腔黏膜，颌下铺治疗巾	2		
操作中	实施	携用物至床旁，查对患者信息、医嘱	4		
		协助患者取合适体位，颌下铺治疗巾	2		
		将吸痰无菌治疗盘放置床头并打开，打开负压开关，再次确认负压在合适范围	3		
		开吸痰管，右手戴无菌手套，取出吸痰管，将吸痰管与吸引管相连，试吸，检查管道通畅	3		
		插管吸痰： （1）经口咽吸引：嘱患者张口，打开吸痰管侧孔，右手持管，从口腔的一侧插入咽喉，同时鼓励患者咳嗽；左手拇指封堵吸痰管侧孔，	20		

续表

项目		要求	应得分	扣分	说明
操作中	实施	吸净口咽部分泌物；更换吸痰管，在患者吸气时将吸痰管插入气管适宜深度（14～16cm），封堵吸痰管侧孔开始吸引，左右旋转，自深部向上提拉吸净痰液 （2）经鼻吸引：用拇指和示指将吸痰管轻而快插入鼻腔，并在患者吸气时沿着鼻腔壁向深处插入适宜深度（22～25cm），操作方法同口咽吸引法 （3）气管导管吸引：打开360°接头小孔，将吸痰管插入合适深度（10～25cm），遇阻力后向外退出1cm后吸引，操作方法同口咽吸引法。吸痰后用生理盐水充分冲洗连接管至无痰液附着，分离吸痰管，翻脱手套包裹吸痰管弃去			
		将连接管挂床边备用，关掉吸引器	2		

续表

项目		要求	应得分	扣分	说明
操作中	实施	擦净患者面部，将氧流量调至吸痰前水平，撤去治疗巾	2		
		肺部听诊：痰鸣音有无减少或消失	3		
		再次核对，整理床单位，根据病情协助患者取合适体位	2		
操作后		整理用物，洗手，记录	2		
		观察：观察患者的病情变化、生命体征、呼吸道是否通畅、缺氧是否改善、血氧饱和度的情况；痰液性质、量、颜色；口腔黏膜有无损伤	4		
评价		操作规范熟练、动作轻稳、安全有效	4		
		遵循无菌原则	3		
		沟通良好，体现人文关怀，患者/家属对操作表示理解和满意	3		
提问		理论知识	10		

第十六节　氧疗

一、核对

1. 双人核对医嘱、床旁核对患者信息。

2. 注意事项：至少同时使用两种患者身份识别方式。

二、评估

1. 患者病情、意识状态、生命体征、缺氧程度、口唇及甲床颜色。

2. 有无口鼻、呼吸道畸形或损伤。

3. 患者心理状态及合作程度。

三、告知

1. 告知患者/家属操作的目的、步骤、注意事项、配合方法。

2. 请患者不要擅自调节氧流量，禁止在有氧设备附近吸烟或出现明火。

四、准备

1. 环境：安静、无火险隐患及易燃易爆物品（防火、防油、防震、防热）。

2. 用物：氧气装置套装、根据评估选择合适的吸氧用具（一次性双腔吸氧鼻导管或氧气面罩或氧气头罩）、一次性水杯（内盛清水）、棉签、手电筒、快速手消毒剂、用氧警示标识。

3. 护士：洗手、戴口罩。

4. 患者：体位合适、嘱排尿。

5. 注意事项：用氧气瓶给氧的患者先检查氧气瓶内余氧量，并将氧气装置套装安装在氧气瓶上，连接正确、紧密，推至患者床边备用。

五、操作

1. 携用物至床旁，核对患者信息、医嘱。

2. 协助患者取合适体位；检查鼻腔情况并用湿棉签清洁。

3. 将吸氧用具（鼻导管或面罩或头罩）与氧气装置连接，调节氧流量；确定氧气流出通畅；为患者戴上吸氧用具，妥善安放及固定。

4. 询问患者感受，在床边观察患者的反应和主诉。

5. 再次核对患者信息及医嘱；记录用氧时间、流量，签名。

6. 悬挂用氧警示标识。整理床单位，协助患者取合适卧位，做健康宣教。

7. 整理用物，洗手，记录。

8. 注意事项：

（1）鼻导管出口容易阻塞，须经常检查清理。

（2）选择氧疗的方式：低流量供氧者选择鼻导管；较严重缺氧者选择面罩，吸氧浓度达到40%～50%；严重缺氧者选择储氧面罩，吸氧浓度达到50%以上。

（3）Ⅱ型呼吸衰竭者，应给予低浓度、低流量持续给氧。

（4）用储氧面罩时，贮气囊至少保持1/3充盈。

（5）鼓励患者做深呼吸，多咳嗽和经常改变卧位、姿势，保持呼吸道通畅及预防肺不张。

（6）监测氧疗的有效性。氧疗后监测呼吸状态、缺氧程度，如果没有改善，要做好使用无创呼吸机或建立人工气道机械通气的准备 。

（7）监测使用面罩吸氧患者进食时对暂停用氧的耐受力。如可耐受，在进食时暂用鼻导管代替面罩进行氧疗，如果不能耐受，则不经口进食，予留置鼻胃管进行肠内营养。

（8）监测氧中毒症状：长时间高浓度给氧，警惕出现氧中毒（胸骨下不适、疼痛、灼热感、刺激性干咳、头痛、恶心等）。

（9）用氧气瓶吸氧的患者要关注瓶内余氧量，

当瓶内氧气压力$<5kg/cm^2$时禁用；对未用或已用空的氧气瓶，要用标志区分。

（10）停氧流程：①双人核对医嘱及患者信息，到床边评估患者氧疗效果，与患者解释停氧操作，确认可以停氧。②准备用物，携用物至床边，双人核对患者信息。③取下患者的吸氧用具，关闭流量表。④将氧气装置取下，一次性吸氧用具弃于医疗垃圾收集袋内。⑤清洁患者口鼻及面部，整理床单位，协助患者取合适卧位。⑥整理用物，洗手，记录。

六、评价

1. 操作规范熟练、动作轻稳、安全有效。

2. 沟通良好，体现人文关怀，患者/家属对操作表示理解和满意。

表2-1-16-1　氧疗操作评分标准

项目		要求	应得分	扣分	说明
素质要求		仪表大方，举止端庄，态度和蔼	2		
		服装、鞋帽整齐	2		
操作前	核对	双人核对医嘱、床旁核对患者信息	4		

续表

项目		要求	应得分	扣分	说明
操作前	评估	患者病情、意识状态、生命体征、缺氧程度、口唇及甲床颜色	4		
		有无口鼻、呼吸道畸形或损伤	3		
		患者心理状态及合作程度	2		
	告知	目的、步骤、注意事项、配合方法	3		
	准备	环境：安静、无火险隐患及易燃易爆物品（防火、防油、防震、防热）	3		
		用物：氧气装置套装、根据评估选择合适的吸氧用具、一次性水杯（内盛清水）、棉签、手电筒、快速手消毒剂、用氧警示标识	5		
		护士：洗手、戴口罩	2		
		患者：体位合适、嘱排尿	2		
操作中	实施	携用物至床旁，查对患者信息、医嘱	4		
		协助患者取合适体位；检查鼻腔情况并用湿棉签清洁	2		

续表

<table>
<tr><th colspan="2">项目</th><th>要求</th><th>应得分</th><th>扣分</th><th>说明</th></tr>
<tr><td rowspan="5">操作中</td><td rowspan="5">实施</td><td>将吸氧用具（鼻导管或面罩或头罩）与氧气装置连接，调节氧流量；确定氧气流出通畅；为患者戴上吸氧用具，妥善安放及固定</td><td>20</td><td></td><td></td></tr>
<tr><td>询问患者感受，在床边观察患者的反应和主诉</td><td>5</td><td></td><td></td></tr>
<tr><td>再次核对患者信息及医嘱；记录用氧时间、流量、签名</td><td>4</td><td></td><td></td></tr>
<tr><td>悬挂用氧警示标示</td><td>3</td><td></td><td></td></tr>
<tr><td>整理床单位，协助患者取合适卧位，做健康宣教</td><td>5</td><td></td><td></td></tr>
<tr><td colspan="2" rowspan="2">操作后</td><td>整理用物，洗手，记录</td><td>2</td><td></td><td></td></tr>
<tr><td>监测氧疗的有效性。氧疗后监测呼吸状态、缺氧程度、是否有氧中毒症状</td><td>5</td><td></td><td></td></tr>
<tr><td colspan="2" rowspan="2">评价</td><td>操作规范熟练、动作轻稳、安全有效</td><td>4</td><td></td><td></td></tr>
<tr><td>沟通良好，体现人文关怀，患者/家属对操作表示理解和满意</td><td>4</td><td></td><td></td></tr>
<tr><td colspan="2">提问</td><td>理论知识</td><td>10</td><td></td><td></td></tr>
</table>

第十七节　密闭式静脉输血

一、核对

1. 输血治疗单、患者信息、输血史、输血同意书、血制品、血型及交叉配血报告单。

2. 注意事项：

（1）审核医嘱：接到输血医嘱后查看输血申请单，核对患者床号、姓名、住院号、血型、术前免疫结果、血液种类及剂量，确认信息正确，填写齐全；查看已签署“输血治疗同意书”。

（2）严格执行床边双人查对制度，做到“三查八对”：①三查：血液质量、血袋包装、标签及有效期。②八对：床号、姓名、住院号、血袋号、血型、交叉配血试验结果、血制品种类、剂量。

二、评估

1. 患者病情、意识状态、生命体征、全身状况、输血指征、输血史。

2. 输血途径、穿刺部位皮肤、血管情况。

3. 心理状态及合作能力。

4. 建立输血安全护理单。

5. 注意事项：

（1）发热患者要在处理发热后再输血。

（2）老年人、儿童、严重贫血患者要防止循环负荷过重。

（3）尽量选择粗、直、弹性好、易固定的血管。

三、告知

1. 告知患者/家属操作目的、操作过程、配合方法和不良反应。

2. 患者及家属不要私自调节输血速度。

3. 注意活动度，防止针头脱出、输血器脱落。

4. 出现不适时，如：气促、胸闷、皮肤发痒、头昏眼花、发热、寒战等症状时及时呼叫。

四、准备

1. 环境：清洁、光线足、方便抢救。

2. 用物：

（1）输血治疗单、血型报告单、交叉配血报告单、输血安全护理单、治疗车、基础治疗盘（碘消毒液、棉签、输液贴、胶布）、输血器、留置针、血制品（无菌治疗托盘盛放）、0.9%氯化钠注射液、抢救药品、弯盘、一次性治疗巾、快速手消毒液。

（2）配血：送血库做交叉配血。

（3）取血：与血库人员进行“三查八对”。

3. 护士：2名护士洗手、戴口罩。

4. 患者：按需大小便、取合适体位。

5. 注意事项：

（1）操作者一次只能抽一名患者的交叉配血。

（2）与输血科人员做好配血、取血时的核对。

（3）取血时要用专门容器运输，要轻拿轻放，避免剧烈振荡。

（4）血制品不可随意加温或加入药物。

（5）科室不得自行保存血液，如特殊情况不能输注的，及时与输血科联系，按照规定完成交接工作。

五、操作

1. 携用物至床旁，核对患者信息、治疗单。

2. 2名护士床边进行“三查八对”。

3. 用0.9%氯化钠注射液连接输血器，用留置针建立静脉通道，妥善固定。

4. 再次双人进行“三查八对”。

5. 以手腕上下旋转动作将血液轻轻摇匀，换下0.9%氯化钠注射液（使用双头输血器时，将血液接入输血器的另一侧，关闭氯化钠注射液一侧的开关，打开血液一侧的开关缓慢输注）。

6. 调节滴数，以每分钟不超过20滴速度滴注，观察15分钟无输血反应，再根据患者病情、年龄及血制品种类调节滴速。

7. 再次双人核对输血治疗单、血型报告单、交叉配血报告单、血袋标签，完成“三查八对”。

8. 完善交叉配血报告单、输血治疗单、输血安全护理的记录及签名。

9. 整理床单位，协助患者取合适卧位，进行健康宣教。

10. 整理用物，洗手，做好记录。

11. 输血结束：

（1）再次核对。

（2）用0.9%氯化钠注射液将输注管道内的血液全部滴入血管为止。

（3）观察患者有无不良反应。

（4）完善输血护理记录。

（5）相关输血记录单归档到病历。

12. 注意事项：

（1）做好输血过程中的查对，严格执行“三查八对”。

（2）调节滴速：起始滴速宜慢（20滴/分钟），观察10～15分钟后如无不良反应则调节为正常滴注速度，一般成人40～60滴/分钟，中老年人、儿童、体弱、心肺疾病患者滴注速度宜慢。自体血输注同一般输血速度。

（3）血小板从血库提出后，轻微震荡摇匀，并立即输入。

（4）血小板和冷沉淀融化后尽快输注，以患者可耐受的最快速度输注（60～100滴/分钟），有专人看护。

（5）需要输注多种血制品时，先输入丙种球蛋白，再输入血小板，最后输红细胞悬液。

（6）输注2袋血制品之间要用生理盐水充分冲管。

（7）发生输血反应时：①立即停止输血，更换输血器，并用生理盐水维持静脉通道，将输血管路无菌保存。②观察患者局部和全身反应，如气促、胸闷、皮疹、寒战、发热、血尿等。③监测患者生命体征，准备抢救器材及药品，给予必要的处理，如吸氧、取半卧位等。④报告医生，配合医生抢救，按医嘱给予药物治疗。⑤做好输血反应后的核对。⑥及时在输血的对侧肢体和血袋分别采集血液标本做细菌培养，并保留余血及管道送检。⑦填写输血反应报告单送输血科。

（8）输血后：做好输血结束后的查对；按时巡视、观察患者全身情况；记录输血开始和结束时间、速度、输血量、输注是否通畅、患者主诉、有无不良反应等；将血袋送回血库，并保存24小时。

六、评价

1. 操作规范熟练、动作轻稳、安全有效。

2. 查对环节符合要求；无菌观念强。

3. 沟通良好，体现人文关怀，患者/家属对操作表示理解和满意。

4. 发生输血反应及时发现并积极处理到位。

表2-1-17-1 密闭式静脉输血操作评分标准

项目		要求	应得分	扣分	说明
素质要求		仪表大方，举止端庄，态度和蔼	2		
		服装、鞋帽整齐	2		
操作前	核对	输血治疗单、患者信息、输血史、输血同意书、血制品、血型及交叉配血报告单	8		
	评估	患者病情、意识状态、生命体征、全身状况、输血指征、输血史	4		
		输血途径、穿刺部位皮肤、血管情况	2		
		合作能力和心理状态	2		
		建立输血安全护理单	2		
	告知	目的、操作过程、配合方法和不良反应	3		

续表

项目		要求	应得分	扣分	说明
操作前	准备	环境：清洁、光线足、方便抢救	2		
		用物：（1）输血治疗单、血型报告单、交叉配血报告单、输血安全护理单、治疗车、基础治疗盘（碘消毒液、棉签、输液贴、胶布）、输血器、留置针、0.9%氯化钠注射液、抢救药品、弯盘、一次性治疗巾、快速手消毒液 （2）配血：送血库做交叉配血 （3）取血：与血库人员进行“三查八对”	3		
		护士：2名护士洗手、戴口罩，双人核对	5		
		患者：按需大小便、取合适体位	2		
操作中	实施	携用物至床旁，核对患者信息、治疗单；2名护士床边与患者共同完成“三查八对”	8		

续表

项目		要求	应得分	扣分	说明
操作中	实施	用0.9%氯化钠注射液连接输血器，用留置针建立静脉通道，妥善固定	5		
		再次双人进行“三查八对”	8		
		以手腕上下旋转动作将血液轻轻摇匀，换下0.9%氯化钠注射液（使用双头输血器时，将血液接入输血器的另一侧，关闭生理盐水一侧的开关，打开血液一侧的开关缓慢输注）	2		
		调节滴数，以每分钟不超过20滴速度滴注，观察15分钟无输血反应，再根据患者病情、年龄及血制品种类调节滴速	3		
		再次双人核对输血治疗单、血型报告单、交叉配血报告单、血袋标签，完成“三查八对”	4		
		完善交叉配血报告单、输血治疗单、输血安全护理的记录及签名	2		

续表

项目		要求	应得分	扣分	说明
		整理床单位，协助患者取合适卧位，进行健康宣教	3		
		整理用物，洗手，做好记录	2		
操作后		输血结束 （1）再次核对 （2）用0.9%氯化钠注射液将输注管道内的血液全部滴入血管为止 （3）观察患者有无不良反应 （4）完善输血护理记录 （5）相关输血记录单归档到病历	4		
评价		操作规范熟练、动作轻稳、安全有效	3		
		查对环节符合要求；无菌观念强	3		
		沟通良好，体现人文关怀，患者/家属对操作表示理解和满意	3		
		发生输血反应及时发现并积极处理到位	3		
提问		理论知识	10		

第十八节　冰帽使用技术

一、核对

1. 双人核对医嘱，床旁核对患者信息。
2. 至少同时使用两种患者身份识别方式。

二、评估

1. 患者年龄、病情、意识状态、治疗情况、活动能力、对冷的敏感性和耐受性，有无感觉迟钝、障碍等。
2. 头部皮肤情况。
3. 患者的合作程度。

三、告知

1. 告知患者/家属实施冰帽的目的：用于头部降温，降低脑组织代谢，减少耗氧量，减轻脑细胞损害，预防脑水肿。
2. 操作方法及操作过程中可能出现的不适、并发症及注意事项。
3. 注意事项：冰帽不得直接接触患者皮肤。

四、准备

1. 环境：无对流风直吹患者或关闭门窗。

2. 用物：冰帽、打碎的冰块（放于盆中、用冷水冲去棱角装入冰帽内）、毛巾或布套、体温计、胶单、中单、治疗巾、棉垫、棉球、桶、快速手消毒液、小垫枕。

3. 护士：洗手，戴口罩。

4. 患者：协助大小便。

5. 注意事项：

（1）冰帽装入容量为1/2~2/3，夹紧帽口前应先排净空气。

（2）夹紧帽口后，将冰帽擦干，倒提，检查有无漏水。

（3）将冰帽用毛巾包裹或装入布套。

五、操作

1. 携用物至床旁，核对患者信息、医嘱。

2. 协助患者去枕，取合适体位。

3. 铺胶单及中单于患者头下。

4. 铺治疗巾于冰帽内，将患者头部置于冰帽内。

5. 在患者两耳郭及枕、颈部放棉垫，棉球塞于外耳道。

6. 在患者肩下放小垫枕，保持呼吸道通畅，排水管放于桶内。

7. 观察患者的反应和局部皮肤情况，询问患者感受。

8. 及时添加冰块；用毕，撤去塞耳棉球及冰帽，将冰帽内冰水排空，倒挂，晾干，进行终末消毒后存放阴凉处备用。

9. 再次核对，洗手，记录。记录使用冰帽时间、体温、皮肤情况。

10. 注意事项：

（1）双眼不能闭合者，用凡士林纱条覆盖眼睛，以保护角膜。

（2）使用冰帽过程中应随时观察患者有无寒战，耳郭、枕部及头皮情况，有无苍白、青紫、麻木等，如有，应立即停止使用。

（3）降温后30分钟测量体温并记录，及时告知医生。

六、评价

1. 操作规范、熟练、节力。

2. 体现人文关怀；患者/家属对告知内容理解。

3. 出现与使用冰帽相关并发症时的处理措施和效果。

表2-1-18-1 使用冰帽操作评分标准

项目		要求	应得分	扣分	说明
素质要求		仪表大方，举止端庄，态度和蔼	2		
		服装、鞋帽整齐	2		
操作前	核对	双人核对医嘱，床旁核对患者信息	4		
	评估	患者年龄、病情、意识状态、治疗情况、活动能力、对冷的敏感性和耐受性，有无感觉迟钝、障碍等	4		
		头部皮肤情况	3		
		患者的合作程度	2		
	告知	患者及家属实施冰帽的目的、方法	3		
		操作过程中可能出现的不适、并发症及注意事项	3		
	准备	环境：无对流风直吹患者或关闭门窗	2		
		用物：冰帽、打碎的冰块（放于盆中、用冷水冲去棱角装入冰帽内）、毛巾或布套、体温计、胶单、中单、治疗巾、棉垫、棉球、桶、快速手消毒液、小垫枕	4		

续表

项目		要求	应得分	扣分	说明
操作前	准备	将冰帽用毛巾包裹或装入布套	4		
		护士：洗手，戴口罩	2		
		患者：协助大小便	2		
操作中	实施	携用物至床旁，核对患者信息、医嘱	2		
		协助患者取合适体位	2		
		铺胶单及中单于患者头下	4		
		铺治疗巾于冰帽内，将患者头部置于冰帽内	4		
		在患者两耳郭及枕、颈部放棉垫，棉球塞于外耳道	4		
		在患者肩下放垫枕，保持呼吸道通畅，排水管放于桶内	5		
		观察患者的反应和局部皮肤情况，询问患者感受，及时添加冰块	5		
		降温后30分钟测量体温并记录，及时告知医生	3		
		再次核对患者信息、医嘱	2		
		洗手，记录	2		

续表

项目		要求	应得分	扣分	说明
操作中	实施	用毕，撤去塞耳棉球及冰帽，将冰帽内冰水排空，倒挂，晾干，终末消毒后存放阴凉处备用	4		
操作后		观察记录患者的体温和冰帽使用情况	4		
		观察记录头部皮肤情况	2		
		记录患者的反应、冰敷效果、异常情况及处理措施和效果	4		
评价		操作规范、熟练、节力	2		
		体现人文关怀；患者/家属对告知内容理解	2		
		出现与使用冰帽相关并发症时的处理措施和效果	2		
提问		理论知识	10		

第十九节　冰毯使用技术

一、核对

1. 双人核对医嘱，床旁核对患者信息。
2. 至少同时使用两种患者身份识别方式。

二、评估

1. 患者年龄、病情、意识状态、治疗情况、活动能力等。

2. 背部皮肤情况。

3. 患者的合作程度。

4. 注意事项：禁用于血液病患者和新生儿。

三、告知

1. 实施冰毯的目的：安全、快速地为高热或危重患者降温；减少体内能量消耗，保护脑组织，减少脑耗氧，保证重要脏器的功能。常用于高热降温和亚低温治疗。

2. 操作方法和必要的配合。

3. 操作过程中可能出现的不适、并发症及注意事项。

四、准备

1. 环境：室温恒定在25℃，无对流风直吹患者或关闭门窗。

2. 用物：冰毯机（配件齐全）、中单、体温计、快速手消毒液。

3. 检查冰毯机性能、水位；连接各接口。

4. 护士：洗手，戴口罩。

5. 患者：注意保护患者隐私。

6. 注意事项：

（1）根据治疗目的设定水温与患者的预期体温。

（2）向冰毯机注水达到水量刻度的红线处。

（3）检查水管有无漏水和温度传感器是否正常。

五、操作

1. 携用物至床旁，核对患者信息、医嘱。

2. 协助患者取平卧位。

3. 冰毯上覆盖一中单，并平铺于患者背下。

4. 置温度传感器于患者腋下或肛门。

5. 打开电源开关。

6. 设置水温和患者预期的体温。

7. 每30～60分钟观察并记录患者实际体温和水温，随时调节。

8. 严密观察患者意识、生命体征、对冰毯降温的反应，每1～2小时翻身观察背部皮肤情况。

9. 再次核对，洗手，记录。记录机器运转情况、开机和停机时间、水温，设置的患者预期体温和实际体温；患者生命体征、局部皮肤情况。

10. 注意事项：

（1）冰毯与患者背部皮肤最大限度地接触。

（2）传感器的放置：于腋下时，应与皮肤紧贴。

（3）常规设定预期体温：高热降温时36～37℃，亚低温治疗时33～35℃；特殊情况根据医嘱实施。

（4）降温速度不可过快，宜1～2小时降1℃，防止发生严重心律失常。

（5）水温调节：根据室温和患者的实际体温随时调节，高热降温时，当患者的实际体温达到36～37℃，应调高水温至20℃或停机，亚低温治疗时，当患者体温<32℃可适当调高水温3～5℃。

（6）冰毯机缺水时应先关掉电源，注水至红线处，再次启动。

（7）患者出现寒战、心律失常等并发症时，应及时报告医生给予相应的处理。

六、评价

1. 操作规范、熟练、节力。
2. 体现人文关怀；患者/家属对告知内容理解。
3. 出现与使用冰毯相关并发症时的处理措施和效果。

表2-1-19-1　冰毯使用技术操作评分标准

项目	要求	应得分	扣分	说明
素质要求	仪表大方，举止端庄，态度和蔼	2		

续表

项目		要求	应得分	扣分	说明
		服装、鞋帽整齐	2		
操作前	核对	双人核对医嘱，床旁核对患者信息	4		
	评估	患者年龄、病情、意识状态、治疗情况、活动能力等	5		
		背部皮肤情况	3		
		患者的合作程度	2		
	告知	告知患者及家属实施冰毯的目的、方法和必要的配合	3		
		操作过程中可能出现的不适、并发症及注意事项	3		
	准备	环境：室温恒定在25℃，无对流风直吹患者或关闭门窗	2		
		用物：冰毯机（配件齐全）、中单、体温计、快速手消毒液	4		
		检查冰毯机性能、水位，连接各接口	4		
		护士：洗手，戴口罩	2		
		患者：注意保护患者隐私	2		

续表

项目		要求	应得分	扣分	说明
操作中	实施	携用物至床旁，核对患者信息、医嘱	2		
		协助患者取平卧位	2		
		冰毯上覆盖一中单，并平铺于患者背下	4		
		置温度传感器于患者腋下	2		
		打开电源开关	3		
		设置水温和患者预期的体温	4		
		每30～60分钟观察并记录患者实际体温和水温，及时调节	6		
		严密观察患者意识、生命体征、对冰毯降温的反应，每1～2小时翻身观察背部皮肤情况	6		
		再次核对患者信息、医嘱	2		
		洗手，记录	2		

续表

项目	要求	应得分	扣分	说明
操作后	观察记录患者情况和冰毯使用情况	2		
	记录冰毯机运转情况、水温、开机和停机时间	2		
	记录设置的患者预期体温和实际体温	2		
	记录患者的异常情况及处理措施和效果	5		
评价	操作规范、熟练、节力	2		
	患者/家属对告知内容理解	2		
	体现人文关怀	2		
	出现与使用冰毯相关并发症时的处理措施和效果	2		
提问	理论知识	10		

第二章 急救护理操作

第一节 使用简易呼吸器成人心肺复苏术（双人法）

一、核对

1. 评估环境。

2. 自我防护：戴手套、戴口罩。

3. 注意事项：

（1）在院外急救时，首先评估确认现场环境安全。

（2）看表，记录开始抢救的时间。

二、操作

1. 判断意识：施救者靠近患者，跪于身侧，拍患者双肩，分别对双耳呼叫，判断时间3～5秒。

2. 摆放体位：将患者仰卧于平坦坚硬的平面上，解开患者衣服。

3. 判断呼吸、脉搏：触摸颈动脉搏动、看胸廓起伏，判断呼吸、脉搏5～10秒。

4. 呼叫、启动EMSS：呼叫助手，准备简易呼吸器和除颤仪；助手将除颤仪放在患者肩旁，简易呼吸器放在患者头侧。

5. 胸外心脏按压：呼叫助手准备除颤，并立即实施正确和有效按压，包括位置、姿势、频率、深度、按压放松比、胸廓回弹，按压过程中观察患者面色。

注意事项：

（1）每次按压后需胸廓回弹后才可进行下一次按压。

（2）尽可能减少按压中断，更换操作者时，动作要迅速，将中断时间控制在10秒以内。

（3）按压位置为两乳头连线的中点。

（4）按压姿势：双手掌根部重叠于按压部位，双肘关节伸直，双肩位于双手臂的正上方。

（5）按压频率为100～120次/分钟；按压深度为5～6cm。

6. 助手进行除颤：

（1）准备判断：打开除颤仪电源开关，调至除颤档。

（2）安放除颤电极板，报告心律情况“室颤，立即除颤”。

（3）迅速擦干患者除颤部位皮肤，在电极板上涂以适量导电胶混匀。

（4）选择能量：选择除颤能量，充电。

（5）安放电极：正确安放电极板，电极板与皮肤接触不得歪斜，压力适当。

（6）充电：按下充电按钮、开始充电。

（7）警示：查看周围，高声喊叫“请旁人离开”。

（8）放电：除颤仪充电完毕并显示可以除颤时，双手拇指同时按压放电按钮，完成一次电击除颤。

（9）注意事项：①除颤前确认是“非同步”模式及PADDLES导联状态下。②放电前确定操作者及周围人员无直接或间接与患者接触。③除颤部位，手柄STERNUM放置于右锁骨下缘与胸骨右缘之间，手柄APEX放置于左锁骨中线第5肋间与左腋中线之间。④除颤能量，双向波200J，单向波360J。⑤除颤时间要求为从擦干患者胸部皮肤开始至除颤放电完毕不超过20秒。

7. 继续按压：有效胸外心脏按压。

注意事项：操作者与助手在配合完成胸外心脏按压及除颤时，要配合紧密，尽可能减少因除颤导致的按压中断。

8. 开放气道：

（1）检查口腔有无异物。

（2）开放气道：①仰头抬颌法是一手置于患者

前额，手掌用力向后压，使其头后仰，另一手置于患者下颌骨下方，向上抬起，无颈椎损伤的患者可用此法。②推举下颌法是用双手同时将左右下颌角托起，一面使其头后仰，一面将下颌骨前移，使患者舌体前移，气道开放，适用于颈部受伤的患者。

9. 人工呼吸：

（1）使用简易呼吸器进行人工通气。

（2）用E-C手法操作简易呼吸器：一手拇指和示指固定面罩于患者口鼻，形状如“C”，剩余的三指托起下颌骨，形状如“E”，适当用力密闭面罩并使头后仰。另一手挤压球囊给患者通气。为保证人工通气效果，一人使用双手E-C手法固定面罩、托起下颌，另一人进行挤压球囊通气。

10. 实施5个循环周期的CPR：

（1）以按压通气之比30∶2连续进行5个循环周期（约2分钟）。

（2）双人配合完成CPR，一人负责胸外心脏按压，一人负责人工通气，为保证按压效果，随时更换按压操作者。

11. 检查评估：

（1）用5～10秒检查呼吸和脉搏是否恢复；大声报告评估结果，根据评估结果做出下一步正确处理。

（2）判断心肺复苏有效的指征：①可触及大动

脉搏动。②散大的瞳孔缩小。③意识逐渐恢复，昏迷变浅，或出现肢体反应。④面色、口唇、甲床等转为红润。

12. 整理：清洁患者胸壁皮肤，穿好衣服，将患者摆放为复苏体位；正确整理仪器设备。

13. 核对：

（1）确认患者身份。

（2）注意事项：在抢救过程中，对身份不明患者，在抢救的同时确认身份，身份确认后，尽快联系患者家属。

14. 告知：患者的病情、预后，医务人员正在采取的急救措施。

三、进一步抢救准备

急救设备、器械：氧气、气管插管用物、呼吸机、冰毯机、监护设备、除颤仪及药物等。

四、记录

患者病情、急救措施；心肺复苏时间、措施及效果。抢救记录应在抢救结束后6小时完成。

表2-2-1-1　使用简易呼吸器成人心肺复苏术（双人法）操作评分标准

项目		要求	应得分	扣分	说明
素质要求		仪表大方，举止端庄，态度和蔼	2		
		服装、鞋帽整齐	2		
操作前	评估	环境安全	1		
		自我防护：戴手套、戴口罩	1		
操作中	实施	看表，记住开始抢救的时间	1		
		判断意识：施救者靠近患者，跪于身侧，拍患者双肩，分别对双耳呼叫，判断时间3～5秒	1		
		摆放体位：将患者仰卧于平坦坚硬的平面上，解开患者衣服	1		
		判断呼吸、脉搏：触摸颈动脉搏动、看胸廓起伏，判断呼吸、脉搏5～10秒	2		
		呼叫、启动EMSS：呼叫助手，准备简易呼吸器和除颤仪；助手将除颤仪放在患者肩旁，简易呼吸器放在患者头侧	2		

续表

项目		要求	应得分	扣分	说明
操作中	实施	胸外心脏按压：呼叫助手准备除颤，并立即实施正确和有效按压，包括位置、姿势、频率、深度、按压放松比、胸廓回弹；按压过程观察患者面色	4		
		助手进行除颤： （1）准备判断：打开除颤仪电源开关，调至除颤档 （2）安放除颤电极板，报告心律情况“室颤，立即除颤” （3）迅速擦干患者除颤部位皮肤，在电极板上涂以适量导电胶混匀 （4）选择能量：选择除颤能量，充电 （5）安放电极：正确安放电极板，电极板与皮肤接触不得歪斜，压力适当 （6）充电：按下充电按钮、开始充电 （7）警示：查看周围，高声喊叫“请旁人离开” （8）放电：除颤仪充电完毕并显示可以除颤时，双手拇指同时按压放电按钮，完成一次电击除颤	10		

续表

项目		要求	应得分	扣分	说明
操作中	实施	继续按压：有效胸外心脏按压	2		
		开放气道：检查口腔有无异物；用仰头抬颌法或推举下颌法	2		
		人工呼吸：使用简易呼吸器进行人工通气	2		
		实施5个循环周期的CPR：以按压通气之比30∶2连续进行5个循环周期（约2分钟）	38		
		检查评估：用5～10秒检查呼吸和脉搏是否恢复；根据评估结果做出下一步正确处理	2		
		整理：清洁患者胸壁皮肤，穿好衣服，将患者摆放为复苏体位；正确整理仪器设备	1		
操作后		核对：确认患者身份	2		
		告知：患者的病情、预后，医务人员正在采取的急救措施	2		

续表

项目	要求	应得分	扣分	说明
操作后	准备：急救设备、器械、药物；行进一步抢救措施	2		
	记录：患者病情、急救措施；心肺复苏时间、措施及效果	2		
评价	判断准确、动作迅速、措施到位、操作规范、节力	8		
提问	理论知识	10		

第二节 气道开放术

一、核对

1. 核对患者信息、医嘱，在核对时至少同时使用两种患者身份识别方式。

2. 对身份不明患者，在抢救的同时确认身份，身份确认后，尽快联系患者家属。

二、评估

1. 患者病情、意识、活动能力、沟通理解能力。
2. 气道梗阻的原因、缺氧的程度、有无脊柱损伤。
3. 相关知识：气道开放术是运用手法或辅助器

械解除气道梗阻，保持气道通畅的急救技术。

三、告知

需采取的操作、病情及可能的预后。

四、准备

1. 环境：拉好床帘或放置屏风。

2. 用物：纱布、石蜡油、胶布、口咽通气管、鼻咽通气管、喉罩、简易呼吸器、急救药品、给氧设备、吸痰物品，必要时准备气管插管用物。

3. 护士：紧急呼救，戴手套、口罩。

4. 患者：患者卧于硬板床或背后垫板（或直接卧地板上），解开患者衣领，将患者取仰卧位，使其头、颈、胸处于同一轴线。

五、操作

1. 清除患者口中异物和呕吐物，用指缠纱布清除口腔液体分泌物（如有吸痰器，用吸痰器吸引）；如为固体异物时，一手按压下颌，另一手指将固体异物抠出。

2. 手法开放气道

（1）仰头抬颏法：操作者一手置于患者前额，手掌用力向后压，使其头后仰，另一手置于患者的下颌骨下方，向上抬起。

（2）推举下颌法：颈椎损伤的患者适用此法；操作者用双手同时将左右下颌角托起，一面使其头后仰，一面将下颌骨前移，使患者舌体前移，气道开放。

3. 吸净气道分泌物，保持呼吸道通畅。

4. 口咽通气术

（1）选择合适的口咽通气管（量长度：嘴角到耳垂距离）。

（2）协助患者张口。

（3）口咽通气管弯曲面向上，从腭部插入，即与口腔弯曲方向相反插入口腔，当其头端接近咽喉壁时，旋转180°，向下推送口咽通气管远端至会厌上方，确定管内有气体进出，即插入成功。

（4）用胶布绕口咽通气管一周固定于面颊部，评估气道是否通畅。

5. 鼻咽通气术

（1）选择合适的鼻咽通气管（长度为鼻翼至耳垂的距离）。

（2）用石蜡油润滑鼻咽通气管插入端，将鼻咽通气管沿面部垂直的方向轻轻插入鼻孔。

（3）用胶布固定，评估气道是否通畅。

6. 喉罩通气术（盲探法）

（1）选择合适的喉罩（一般女性3号、男性4号），用石蜡油润滑。

（2）患者平卧位头轻度后仰，操作者左手牵引下颌以展宽口腔间隙，右手持喉罩，罩口朝向下颌，沿舌正中线贴咽后壁向下置入，直至不能再推进为止。

（3）套囊充气。

（4）接简易呼吸器正压通气，观察胸廓起伏，听诊两侧呼吸音对称。

7. 给氧。

8. 根据患者情况行进一步急救处理，如用药、监护等。

9. 注意事项：

（1）清除口腔异物时，如有义齿者，先取下。

（2）开放气道时，不要深压颌下组织，以免阻塞气道。

（3）头部后仰的程度以下颌角和耳垂间的连线与地面垂直为宜，不能过度上抬下颌，以免气道闭合。

（4）颈部损伤只能采用推举下颌法，不宜使用仰头抬颌法，以免加重脊髓损伤。

（5）口咽通气管仅适用于有自主呼吸，但因舌后坠所致的呼吸道梗阻患者；对有喉头水肿、气管内异物、哮喘、咽反射亢进及频繁呕吐者禁用。

（6）对有鼻腔损伤、鼻出血、鼻息肉、鼻中隔偏曲的患者禁止使用鼻咽通气管。

（7）置入鼻咽通气管时，如遇阻力，可轻微转动，不可强行置入。

（8）饱食、腹压过高，有呕吐反射等患者禁止使用喉罩。

（9）无喉罩使用禁忌证，气管插管困难或者颈椎有损伤的患者可使用喉罩，临床上常采用盲探法置入喉罩。

（10）喉罩置入最佳位置指喉罩进入咽喉腔，罩的下端进入食管上口，罩的上端紧贴会厌腹面的底部，罩内的通气口对声门，将罩周围套囊充气后，即可在喉头部形成闭圈，保证通气效果。

六、观察与记录

1. 观察通气，生命体征、血氧饱和度及病情变化。
2. 记录患者病情、气道开放时间、方法。
3. 气道异物的性质、量、色等。

七、评价

1. 操作准确、熟练，达到效果。
2. 注重人文关怀，患者/家属对操作表示理解和满意。

表2-2-2-1　气道开放术操作评分标准

项目		要求	应得分	扣分	说明
素质要求		仪表大方，举止端庄，态度和蔼	2		
		服装、鞋帽整齐	2		
操作前	核对	核对患者信息、医嘱	3		
	评估	患者病情、意识、活动能力、沟通理解能力	3		
		气道梗阻的原因、缺氧的程度、有无脊柱损伤	3		
	告知	需采取的操作、病情及可能预后，病情危急时边操作边告知	3		
	准备	环境：拉好床帘或放置屏风	5		
		用物：纱布、石蜡油、胶布、根据评估情况选择合适的通气用物（口咽通气管、鼻咽通气管、喉罩、简易呼吸器）、急救药品、给氧设备、吸痰物品，必要时准备气管插管用物			
		护士：紧急呼救，戴手套、口罩	2		

续表

项目		要求	应得分	扣分	说明
		患者：患者卧于硬板床或背后垫板（或直接卧地板上），解开患者衣领，帮助患者取仰卧位，使其头、颈、胸处于同一轴线	3		
操作中	实施	清除患者口中异物和呕吐物：用指缠纱布清除口腔液体分泌物（如有吸痰器，用吸痰器吸引）；如为固体异物时，一手按压下颌，另一手指将固体异物抠出	5		
		手法开放气道	10		
		吸净气道分泌物，保持呼吸道通畅	6		
		选择合适的气道通气用物；完成通气	20		
		给氧	3		
		根据患者情况行进一步急救处理，如用药、监护等	3		

续表

项目	要求	应得分	扣分	说明
操作后	观察通气，生命体征、血氧饱和度及病情变化	3		
	记录患者病情、气道开放时间、方法	2		
	记录气道异物的性质、量、色等	2		
	整理用物，协助患者取合适卧位	2		
评价	操作准确、熟练；注重人文关怀，患者/家属对操作表示理解和满意	8		
提问	理论知识	10		

第三节 止血术

一、评估

1. 出血的性质、部位、出血量。
2. 患者病情、意识状态及配合程度。
3. 既往病史，既往有无晕血病史。
4. 根据评估情况选择止血方法。
5. 相关知识

（1）出血性质评估：包括动脉、静脉和毛细血管出血，以动脉出血最为危险，必须及时止血。动脉出血，血液呈鲜红色，出血呈喷射状，速度快；静脉出血，血液呈暗红色，出血呈涌出状或徐徐外流，速度稍缓慢；毛细血管出血，血液呈鲜红色，出血从伤口向外渗出，出血缓慢。

（2）出血量评估（出血量分类）。①少量出血：出血量<500mL或<总血量10%，患者症状不明显。②中量出血：出血量500～1 500mL，达总血量10%～30%，患者出现头晕、眼花、面色苍白，呼吸困难，血压下降、脉搏细速。③大量出血：出血量>1 500mL，达总血量30%以上，患者出现严重呼吸困难、四肢厥冷、血压下降。

二、告知

1. 止血的目的、方法。
2. 操作中可能出现的不适及配合方法。
3. 止血后的护理要点。
4. 注意事项：病情危急时边操作边向患者/家属解释。

三、准备

1. 环境：环境安全。
2. 用物：止血材料、急救物品及药品、防护用物。

3. 护士：洗手，戴口罩、帽子、手套，必要时穿隔离衣、戴护目镜。

4. 患者：合适体位，并能充分暴露出血部位。

5. 相关知识：止血材料包括无菌敷料（纱块、棉垫）、创可贴、三角巾、绷带（弹力绷带或普通绷带）、止血带、气压止血器。

6. 注意事项：对病情危急或有晕血史的患者采用卧位。

四、操作

1. 直接压迫止血法：用无菌敷料覆盖伤口，用戴上橡胶手套的手直接在伤口上施压，压迫时间10～15分钟，如现场无条件，可用洁净布料、毛巾。

2. 加压包扎止血法：先用无菌敷料覆盖压迫伤口，再以绷带加压包扎，包扎范围要超过伤口。

3. 指压动脉止血法：用手指、手掌压迫伤口近心端动脉；将动脉压向深部的骨骼上，阻止血液流通。

（1）面部止血：将下颌角部的面动脉压向下颌骨。

（2）头颈部出血：压迫伤侧气管外侧与胸锁乳

突肌前缘中段之间，将颈总动脉压向颈椎。

（3）上肢出血：抬高患者伤肢，使其外展外旋，压迫上臂肱二头肌内侧肱动脉，压向肱骨干。

（4）手部出血：抬高患侧手臂，压迫腕部掌面尺动脉和桡动脉，同时压向尺、桡骨下端。

（5）手指出血：抬高患肢手掌，用拇指、示指分别压迫手指掌侧的两侧指动脉。

（6）下肢出血：大腿部出血用双手拇指重叠用力压迫大腿上端腹股沟中点稍下方的股动脉（位于髂前上棘与耻骨联合连接中点处）；小腿出血压迫腘窝中部的腘动脉，压向深部；足部出血，同时压迫足背动脉和胫后动脉。

4. 止血带止血法：先用指压止血；抬高伤肢；在出血部位近心端覆盖敷料或衬垫包裹止血部位；扎止血带。

（1）橡皮止血带使用手法：左手拇指、示指、中指持止血带头端，右手紧拉尾端，绕肢体2圈（压住头端和示指、中指），左手示指、中指夹住尾端，从止血带下将尾端勾出一部分形成半环形；将头端插入尾端半环中，紧拉尾端。

（2）卡式止血带使用手法：左手拇指、示指、中指捏住塑料卡，卡口向上，止血带长头向外；绕肢体一周，将长头穿过卡口，拉短头固定。

（3）气压止血带止血：在使用止血带的部位上垫上衬垫，将止血带缠绕在肢体上，打开充气阀开关，用充气杆充气，至压力表指针到300mmHg（上肢）或600 mmHg（下肢），记录时间和压力值。

5. 填塞法：用镊子夹住无菌纱块塞入伤口内填充伤口，外以加压包扎。

6. 相关知识及注意事项

（1）加压包扎止血法：适用于体表静脉和毛细血管出血；在上下肢、肘、膝等部位小动脉出血可用加压包扎止血法中的“屈肢加垫止血法”；对头部有异物刺入引起的出血，可用三角巾扎个高于异物的空心圈，固定在伤口四周，盖上切口纱，再用三角巾包扎头部。

（2）指压止血法用于能触及动脉搏动且按压部位有受力点的止血，操作时准确掌握动脉压迫点的位置，压迫力度适中，以伤口不出血为准。

（3）使用头颈部指压止血法时，不能同时按压两侧颈总动脉，以防脑缺血昏迷；压迫方向不能对准气管，以免影响气管通气；压迫高度不能超过环状软骨，以免颈动脉窦受压引起血压突然下降。

（4）使用止血带止血时：①在扎止血带前要用衬垫；结扎部位在伤口近心端，上臂、前臂和手部外伤应扎在上臂上1/3处，不能扎在上臂的中1/3

处，因该处桡神经走行贴近肱骨，易损伤。②止血带的压力以摸不到远端动脉搏动和伤口出血停止即可。③扎止血带使用时间不宜超过1小时，每隔40～50分钟放松3～5分钟。④解除止血带时应缓慢松开，防止肢体突然增加血流，影响全身血液的重新分布，致使血压下降。

五、观察与记录

1. 观察：病情、止血效果、肢体血液循环和神经功能。

2. 记录：病情、出血性质、部位、量、止血方法、时间及效果。

3. 相关知识

（1）血液循环和神经功能包括：温度、颜色、毛细血管充盈时间、脉搏、感觉、有无疼痛、麻木、肿胀；患肢如有剧烈疼痛、发紫，说明止血带绑扎过紧，要及时调整。

（2）使用止血带止血时，要有明显的标记，记录实施止血带的时间、部位，上一次松止血带的时间、间隔时间。

六、核对

1. 确认患者身份。

2. 注意事项：在抢救过程中，对身份不明患者，在抢救的同时确认身份，身份确认后，尽快联系患者家属。

七、评价

1. 止血方法正确，手法熟练。
2. 患者未出现操作不当导致的并发症。
3. 标识清楚、记录准确。
4. 注重人文关怀，患者/家属对操作表示理解和满意。

第四节 包扎术

一、评估

1. 患者病情、意识。
2. 心理状态、配合程度。
3. 受伤原因、创面的部位、面积、深度，有无骨折及血管损伤。
4. 注意事项

（1）包扎禁用于可疑厌氧菌感染者。

（2）根据患者受伤的原因，注意评估隐匿性伤情。

二、告知

1. 包扎的目的、方法。

2. 操作中可能出现的不适及配合方法。

3. 包扎后的护理要点。

4. 注意事项：病情危急时边操作边向患者/家属解释。

三、准备

1. 环境：环境安全。

2. 用物：无菌敷料、绷带（普通绷带或弹力绷带）、三角巾、多头带等。

3. 护士：洗手，戴口罩、帽子、手套，必要时穿隔离衣、戴护目镜。

4. 患者：合适体位，并能充分暴露受伤部位、尽量按无菌要求清洗伤口。

5. 注意事项：对病情危急的患者采用卧位，并备好急救物品及药品。

四、操作

1. 绷带包扎

（1）环形法：将绷带做环形重叠缠绕。

（2）螺旋法：绷带倾斜向上缠绕，后圈覆盖前一圈的2/3。

（3）螺旋反折法：每圈在相同位置把绷带向下反折，后圈覆盖前圈的2/3。

（4）“8”字包扎法：在弯曲关节的上下，将绷带呈“8”字缠绕。

2. 三角巾包扎

（1）头部包扎：伤处盖敷料，折叠三角巾底边约2横指宽；三角巾底边置前额眉弓上部；两底边角经耳上向后拉至枕部，交叉压住顶角；经耳上绕到前额打结（打外科活结），拉紧顶角向上反折，塞入底角交叉处。

（2）单侧面部包扎：伤口盖敷料，将三角巾对折成小三角巾，底边斜盖于伤侧面部；顶角经枕后绕至对侧与前底角在健侧颞部打结，拉紧另一底角，向内反折包绕下颌；在健侧耳前上方与另一底角打结。

（3）面具式包扎：伤口盖敷料，将三角巾顶角打结套入下颌，上提两侧边及底边罩住头面部；拉紧底边两端至枕后交叉，绕至前额打结；轻提面部三角巾，在眼、鼻、口部开窗。

（4）眼部包扎：伤口覆盖敷料，将三角巾折叠为约4横指宽条带，2/3向下斜放于伤侧眼部；下端从同侧耳下经枕后至健侧耳上，于前额处交叉并压住上端；绕头一周，于伤侧耳上打结；双眼包扎时，将上端反折向下压住另一只伤眼，经耳下绕至对侧耳上打结。

（5）下颌包扎：伤口覆盖敷料，将三角巾折叠为约4横指宽条带，取1/3处托住下颌，长端经耳前绕头顶至对侧耳前，与另一端交叉，两端分别绕前额及枕后，相遇打结。

（6）肩部包扎：单肩包扎，伤部覆盖敷料，将三角巾折成燕尾式，燕尾巾夹角朝上放于伤侧肩上，两燕尾角分别经胸、背拉至对侧腋下打结，两燕尾底边包绕伤侧上臂上部，于腋下打结；双肩包扎，伤部盖敷料，将三角巾折成燕尾式，夹角朝上对准颈后正中，两燕尾角过肩，由前往后包绕肩部至腋下与燕尾底边相遇打结。

（7）胸背部包扎：单侧胸背部包扎，伤部覆盖敷料，将三角巾底边横放于胸部，顶角经伤肩折向背部，拉紧两底角于背部打结，背部包扎与胸部相反，两底角于胸前打结固定，顶角带与两底角打结；双侧胸背部包扎，伤部盖敷料，将三角巾折成燕尾式置于胸前，夹角朝下，拉紧两燕尾底角于背部打结，背部包扎与胸部相反，两底边角于胸前打结固定，两燕尾角分别过肩与底角打结；侧胸包扎，伤部盖敷料，将三角巾折成燕尾式置于伤侧胸部，夹角朝下，两底边角带在肋部打结，拉紧两燕尾角于健侧肩部打结。

（8）腹部包扎：腹部兜式包扎，伤部覆盖敷料，将三角巾底边横放于上腹部，顶角朝下对准会阴部，拉紧两底角于腰部打结，顶角经会阴拉至腰后线同底角余头打结；腹部燕尾式包扎，将三角巾折成燕尾式，夹角对准大腿外侧正中线，两底边角绕腹于腰间打结，拉紧两燕尾角，包绕大腿根部打结。

（9）臀部包扎：单侧臀部包扎，三角巾顶角置臀裂处，底边朝前斜放于伤侧腿部，顶角系带绕大腿根部打结，反折并上提下端底角，经臀至对侧髂嵴，与前上端底角打结；双侧臀部包扎，两三角巾顶角相连成蝴蝶式，两上端底角分别绕至腰前打结。

3. 相关知识：

（1）包扎法有绷带包扎法、三角巾包扎法、多头带包扎法、胸腹带包扎法。

（2）绷带包扎法适用于头部和四肢、胸腹伤口；三角巾包扎法适用于全身各部位伤口；多头带包扎及胸腹带包扎法适用于胸腹部伤口。

（3）肢体包扎后适当制动，抬高，促进血液回流。

（4）包扎的顺序由低向高，自左向右，从下到上，从远心端到近心端；保持包扎肢体功能位，指（趾）外露；包扎时，动作要快、轻、部位准、包扎牢靠，不用手和脏物触摸伤口；脏器脱出时禁止将脱出物还纳，用无菌治疗碗保护后包扎固定；异物残留体内时勿拔出，将异物与身体同时包扎固定；避免在伤口、炎症、骨突处及受压部位打结，打结要打外科活结；包扎范围应超过创面边缘5～10cm；包扎的松紧度以能止血又不影响肢体血液循环为宜。

（5）特殊伤包扎法：①脑膨出包扎，用清洁碗扣于脑组织膨出部位或用三角巾做成圈状作支撑，圈住脱出的脑组织，盖上敷料包扎固定。②开放性气胸，用消毒敷料密封伤口后，按胸部包扎法包扎。③腹内脏脱出包扎，用大小合适的清洁器皿或用腰带做成略大于脱出脏器的环，罩住脱出脏器，按腹部包扎法包扎。

五、观察与记录

1. 观察病情，包扎效果，包扎部位血液循环和神经功能情况。

2. 记录患者病情，受伤原因、部位、面积、深度，包扎的部位、时间、效果，伤口渗血、渗液情况。

3. 相关知识及注意事项

（1）血液循环和神经功能包括：温度、颜色、毛细血管充盈时间、脉搏、感觉、有无疼痛、麻木、肿胀。

（2）询问患者的主诉，及时调整包扎的松紧度。

（3）观察病情变化，做好记录。

六、核对

确认患者身份。在抢救过程中，对身份不明患者，在抢救的同时确认身份，身份确认后，尽快联系患者家属。

七、评价

1. 包扎方法正确，手法熟练。
2. 患者未出现操作不当导致的并发症。
3. 标识清楚、记录准确。
4. 注重人文关怀，患者/家属对操作表示理解和满意。

止血包扎技术是根据评估情况选择不同的方法进行操作，为了清晰呈现，采用具体病例制定该评分标准供参考。

病例：患者李某，神志清楚，无骨折，右前臂中段掌面有一6cm × 8cm大小软组织缺损创面，广泛渗血，中央有喷射性出血。

表2-2-4-1　止血包扎术操作评分标准

项目		要求	应得分	扣分	说明
素质要求		仪表大方，举止端庄，态度和蔼	2		
		服装、鞋帽整齐	2		
操作前	评估	出血的性质、部位、出血量	2		
		患者病情、意识状态及配合程度	2		
		受伤原因、创面的部位、面积、深度，有无骨折及血管损伤；既往病史，既往有无晕血病史	6		
		根据评估情况选择止血包扎方法	2		
	告知	操作目的、方法及操作中可能出现的不适	3		
		配合方法及止血包扎后的护理要点	3		
	准备	环境：环境安全	2		

续表

项目		要求	应得分	扣分	说明
操作前	准备	用物：橡皮止血带、无菌敷料、绷带（普通绷带或弹力绷带）、三角巾、急救物品、药品、纸、笔	3		
		护士：洗手，戴口罩、帽子、手套，必要时穿隔离衣、戴护目镜	2		
		患者：合适体位，并能充分暴露出血部位	2		
操作中	实施	止血带止血法：指压肱动脉止血，抬高伤肢；用三角巾作衬垫，将止血带扎在三角肌下缘，衬垫平整，止血带压力均匀、适度；检查止血效果（桡动脉搏动消失，出血停止）；填写标记卡（注明止血部位、时间）	20		
		加压包扎止血：无菌敷料覆盖伤口，创面覆盖完整；用环形包扎法包扎，加压均匀、适度，包扎平整美观，不松垮，敷料无外露	10		

续表

项目		要求	应得分	扣分	说明
操作中	实施	三角巾悬吊：正确摆放三角巾；将前臂曲肘悬吊于胸前，呈80°～85°；三角巾两个底角在伤侧锁骨上窝打平结，顶角紧裹肘关节；检查肢端血液循环	10		
操作后		观察：病情、止血包扎效果、肢体血液循环和神经功能	3		
		记录：病情、治疗、出血性质、部位、量、止血包扎方法、时间及效果	5		
		核对：确认患者身份	3		
评价		止血包扎方法正确，手法熟练；患者未出现操作不当导致的并发症；标识清楚、记录准确；注重人文关怀，患者/家属对操作表示理解和满意	8		
提问		理论知识	10		

第五节 固定术

一、评估

1. 患者病情、意识。

2. 心理状态、理解合作能力。

3. 受伤原因、部位、程度；骨折部位、类型、程度，有无神经及血管损伤。

4. 选择合适的固定方法。

5. 相关知识

（1）骨折固定的基本原则是先止血、后包扎、再固定、后搬运。

（2）骨折类型：按皮肤是否损伤、骨折端是否与外界相通将骨折分为闭合性骨折和开放性骨折；闭合性骨折是骨折端与外界或体内空腔脏器不相通，未刺破皮肤；开放性骨折是骨折端与外界或体内空腔脏器相通，并刺破皮肤，暴露在外，若骨折端已戳出伤口并已污染，但未压迫血管神经，须待清创术后再行复位。

二、告知

1. 固定的目的、方法。

2. 操作中可能出现的不适及配合方法。

3. 固定后的护理要点。

4. 注意事项：病情危急时边操作边向患者/家属解释。

三、准备

1. 环境：环境安全。

2. 用物：夹板、衬垫、绷带（普通绷带或弹力绷带）、三角巾、颈托；或负压夹板；急救药物和器材等。

3. 护士：洗手，戴口罩、帽子、手套。

4. 患者：合适体位，并能充分暴露受伤部位。

5. 注意事项

（1）现场急救应就地取材，也可用健肢固定伤肢。

（2）有出血、休克等危及生命的症状，应先处理再固定。

（3）负压夹板：带有自闭式气阀，里面填充高密度圆形聚苯乙烯颗粒，当囊内气体抽至真空状态时，囊内高分子颗粒间摩擦增大，迅速成形变硬，再通过尼龙搭扣式带绑扎来固定肢体，该类夹板重量轻，操作简单，可快速固定，与肢体贴附性好，合适性强，无需衬垫。

四、操作

1. 上肢伤固定

（1）前臂伤三角巾固定法：伤肢屈肘90°，用1条三角巾将前臂悬吊于胸前，并于颈后打结；将另1条三角巾叠成带状，将上臂与悬吊前臂的三角巾一并固定于胸前，健侧腋下打结。

（2）前臂伤夹板固定法：将2块夹板分别置于受伤前臂的掌、背侧，并在夹板与肢体间垫上敷料或者软织物，用条状带三角巾固定伤肢两端；屈肘90°，用三角巾将前臂悬吊于胸前。

（3）上臂伤三角巾固定法：将三角巾折成10～15cm宽条带状，固定上臂于躯干，屈肘90°；再用另一三角巾悬吊前臂。

（4）上臂伤夹板固定法：将1块夹板置于受伤上臂外侧，肢体与夹板间垫敷料，用条带状三角巾固定伤肢与夹板；屈肘90°，用三角巾将前臂悬吊于胸前；必要时可将伤肢与躯体固定在一起。

2. 下肢伤固定

（1）股骨骨折自体固定法：脱掉伤肢鞋袜，将双下肢并拢，在两腿间的骨突出部（膝、踝关节）和空隙处加垫；用三角巾或绷带将受伤肢体与健侧肢体固定在一起。

（2）股骨骨折夹板固定法：脱掉伤肢鞋袜，选择长短2块夹板，长夹板在外侧，从脚跟到腋下，短夹板放置内侧，从脚跟至腹股沟，在骨突出和空隙处加垫，用三角巾分别在骨折上下端、腋下、腰部、髋部和踝关节打结固定；踝关节和足部作“8”字形固定，使足背屈90°（如无长夹板可用硬度长度适合的木板、树枝等）。

（3）下肢胫腓骨骨折夹板固定法：脱掉伤肢鞋袜，取2块长度等长的夹板，分别置于伤肢内外侧，空隙处垫以衬垫，用三角巾固定，踝部和足部作“8”字形固定，使足背屈90°。

3. 锁骨骨折固定

三角巾固定法：在患者双肩和腋下垫衬垫，将3条三角巾折成带状，其中2条分别环绕左、右腋下一周，在腋后打结；另1条三角巾穿过左、右2条打结的三角巾，拉紧打结。

4. 注意事项

（1）严格遵守固定原则，正确固定。

（2）患者有伤口和出血时，先进行止血包扎，再固定。

（3）病情危急先处理紧急情况。

（4）开放性骨折不可将刺出的骨折端送入伤口。

（5）固定肢体要取功能位，夹板的长度和宽度要与骨折肢体相适应，其长度超过上下2个关节，夹板不可与皮肤直接接触，内应加衬垫。

（6）固定时，除固定骨折部位上、下端外，还应固定上、下关节，防止受伤部位移动。

（7）捆绑松紧度要适合，固定时应露出指（趾），以便观察血液循环、皮肤感觉及活动状况。

五、观察与记录

1. 患者病情，固定效果，固定部位血液循环和神经功能情况；受伤部位，固定的部位、方法、时间、效果。

2. 注意事项

（1）血液循环和神经功能包括：温度、颜色、毛细血管充盈时间、脉搏、感觉、有无疼痛、麻木、肿胀。

（2）询问患者的主诉，及时调整固定的松紧度。

（3）观察病情变化，做好记录。

六、核对

确认患者身份。在抢救过程中，对身份不明患者，在抢救的同时确认身份，身份确认后，尽快联系患者家属。

七、评价

1. 固定方法正确，达到效果。

2. 患者未出现操作不当导致的并发症，及时发现患者不适并采取措施。

3. 标识清楚、记录准确。

4. 注重人文关怀，患者/家属对操作表示理解和满意。

第六节 搬运术

一、评估

1. 患者病情、意识。

2. 活动能力、心理状态、合作能力。

3. 受伤原因、部位、程度。

4. 评估环境是否安全。

5. 搬运距离、搬运者体力、搬运的体位、方法及合适的搬运器材。

6. 注意事项

（1）病情危重时，先抢救，待病情稳定后再行搬运。如心脏停搏、窒息、大出血休克未实施基础生命支持者不宜搬运；多发性创伤紧急处置后，生命体征不稳定的患者不宜长途搬运。

（2）脊柱损伤的患者应禁止使用软担架或单人搬运，防止脊髓进一步损伤。

（3）开放性损伤患者先进行止血、包扎、固定再搬运。

（4）病情危重者转运前同时通知相关科室做好准备。

二、告知

1. 搬运的目的、方法。
2. 操作中可能出现的风险。
3. 教会患者配合方法。
4. 注意事项：将搬运途中可能出现的病情变化及危险因素做好告知，并签署转运风险告知书。

三、准备

1. 用物：搬运工具，检查工具性能。
2. 根据患者情况，选择搬运方法。
3. 护士：洗手，戴口罩、帽子，必要时戴手套。
4. 患者：取合适体位，肢体摆放功能位；妥善固定各种导管、使用中的仪器设备。
5. 相关知识及注意事项

（1）搬运法包括：徒手搬运、担架搬运、特殊部位伤搬运（颈椎伤患者搬运在本章另有详细介绍）。

（2）路途较远、病情较重的患者选择担架搬运法。

（3）担架的种类：自动上车担架（与救护车配套使用）、折叠式担架、铲式担架（用于脊柱损伤的患者）、楼梯担架、真空担架。

四、操作

1. 徒手搬运法

（1）单人搬运法

扶持法：患者取站立位，让患者手臂绕过操作者双肩；操作者一手紧握患者的手或手腕，另一只手揽着患者的腰部，抓紧他的裤头或衣物作支持；开步时，先一起移动内侧的脚，按患者的步伐，以“二人三足”法前进。

抱持法：患者取坐位（双腿并拢），操作者贴近患者身边并采取单膝下跪姿势，一手臂从患者的腋下绕过他的肩背，环抱躯体，另一手臂放至患者双腿下抱紧双腿；嘱患者身体紧靠操作者胸前，操作者腰挺直，抱起患者；到达目的地后，告知患者准备下地；操作者腰垂直，单脚下蹲姿势，把患者放置在床上或椅子上，松开双手。

背负法：患者取站立位，操作者背对患者并采取前后脚下蹲姿势，肩膀高度低于患者腋下；患者胸部靠近操作者背部，双手上臂搭在操作者双肩部，手掌握紧另一只手的手腕；嘱咐患者屈起双腿，操作者双手从患者膝关节处绕过，抬起患者后，上身往前倾，双脚直立，背起患者；操作者双手握紧自己背部的裤腰带，背负患者行走；到达目的地后，告知患者准备下地，操作者腰垂直前倾，前后脚呈下蹲位置，直至患者双脚着地，操作者松开双手；嘱咐患者双脚站稳，并慢慢直立，直至患者呈直立状态；嘱咐患者松开双手，转身搀扶好患者。

（2）双人搬运法

双人椅托式：操作者面对面蹲在患者两侧，分别将靠近患者一侧的手经患者背后握住对方的手腕，各将另一只手伸到患者大腿中部，握住对方手腕，同时站起，步调一致行走。

拉车式：一人站在患者头端，两手从患者腋下穿过，将其头抱在怀中，另一人背对患者站在患者两腿之间将患者双腿抬起，一前一后行走。

（3）3人或多人搬运法

3人并排，将患者抱起；步调一致前行；也可6人面对面站立将患者抱起。

2. 担架搬运法

将担架平行置于患者伤侧，操作者单腿跪于患者健侧，手伸至患者背下，位于头部的操作者分别托住患者的头、肩、腰，位于腿部的操作者托住患者的臀部与小腿，同时抬起患者，轻轻放置于担架上。

3. 注意事项

（1）扶持法时，患者上肢受伤，操作者应站于患者健侧；若下肢受伤，操作者应站在其伤侧。

（2）脊柱损伤、上下肢骨折、胸部创伤的患者不宜使用背负法。

（3）双人搬运法适用于头、胸、腹部伤但脊柱无损伤者。

（4）徒手搬运法不宜首选，尤其是危重患者。

（5）四肢骨折患者先包扎固定后搬运，搬运时有专人保护患肢。

（6）保持呼吸道通畅，呼吸困难不能平卧者取半坐卧位；休克患者去枕取平卧或中凹卧位；昏迷患者取侧卧位或仰卧位，头偏一侧。

（7）抬担架时，患者头部朝向后面的操作者，便于病情观察，上下坡时，患者头在高处。

（8）搬运过程严密观察患者呼吸、心跳和意识变化，发生心跳呼吸骤停就地抢救。

（9）到达目的地后，要与接班者做好详细交接（病情、生命体征、各种处置）。

五、观察与记录

1. 搬运过程严密观察患者呼吸、心跳和意识变化，发生心跳呼吸骤停就地抢救。

2. 记录：病情、治疗，受伤部位、原因、程度、措施及效果。

3. 到达目的地后，要与接班者做好详细交接。

六、核对

确认患者身份。在抢救过程中，对身份不明患者，在抢救的同时确认身份，身份确认后，尽快联系患者家属。

七、评价

1. 评估到位，选择搬运方法正确。

2. 操作手法熟练、准确。

3. 搬运过程安全，多人搬运时配合到位，将患者的不适降到最低。

4. 注重人文关怀，患者/家属对操作表示理解和满意。

固定搬运技术是根据评估情况选择不同方法进行的操作，为了清晰呈现，采用具体病例制定该评分标准以供参考。

病例：患者李某，神志清楚，体查发现右小腿畸形，无伤口，其余部位体查未发现异常。

表2-2-6-1　固定搬运术操作评分标准

项目		要求	应得分	扣分	说明
素质要求		仪表大方，举止端庄，态度和蔼	2		
		服装、鞋帽整齐	2		
操作前	评估	患者病情、意识状态、活动能力及配合程度	2		
		骨折部位、类型、程度，有无神经及血管损伤	4		
		根据评估情况选择固定搬运的方法	3		
	告知	目的、方法及操作中可能出现的不适	3		
		配合方法及护理要点	3		
	准备	环境：环境安全	2		
		用物：夹板、衬垫、绷带（普通绷带或弹力绷带）或三角巾、担架、急救药物和器材、纸、笔	3		
		护士：洗手，戴口罩、帽子、手套	2		
		患者：合适体位	2		

续表

项目		要求	应得分	扣分	说明
操作中	实施	固定右下肢：脱掉鞋袜，取2块长度等长的夹板，分别置于伤肢内外侧；空隙处垫以衬垫，用三角巾在夹板上、下、中段分别固定；踝部和足部作“8”字形固定，使足背屈90°；检查肢体血运情况	20		
		使用担架搬运：将担架平行置于患者伤侧，操作者单腿跪于患者健侧，手伸至患者背下，位于头部的操作者分别托住患者的头、肩、腰，位于腿部的操作者托住患者的臀部与小腿，同时抬起患者，轻轻放置于担架上	20		
操作后		观察：病情、固定效果、肢体血液循环和神经功能	3		
		记录：病情、治疗，受伤部位、原因、程度、措施及效果	5		
		核对：确认患者身份	3		

续表

项目	要求	应得分	扣分	说明
	交接：到达目的地后，要与接班者做好详细交接	3		
评价	评估到位，方法正确，手法熟练，多人配合时，将患者的不适降到最低；患者未出现操作不当导致的并发症；标识清楚、记录准确；注重人文关怀，患者/家属对操作表示理解和满意	8		
提问	理论知识	10		

第七节　脊髓损伤患者搬运术

一、核对

确认患者身份。在抢救过程中，对身份不明患者，在抢救的同时确认身份，身份确认后，尽快联系患者家属。

二、评估

1. 现场环境。

2. 患者病情、体重与躯体活动能力、心理状态、理解合作能力。

3. 受伤原因、部位、程度。

4. 搬运距离、搬运者体力、合适的搬运器材。

5. 注意事项

（1）病情危重时，先抢救，待病情稳定后再行搬运。

（2）脊柱损伤的患者禁止使用软担架或单人搬运，防止脊髓进一步损伤。

（3）开放性损伤患者先进行止血、包扎、固定再搬运。

（4）病情危重者转运前同时通知相关科室做好准备。

三、告知

1. 搬运的目的、方法、配合方法。

2. 操作中可能出现的风险。

3. 注意事项：将搬运途中可能出现的病情变化及危险因素做好告知，并签署转运风险告知书（告知者注意在患者头部正上方与患者沟通，避免患者扭头，引发进一步损伤)。

四、准备

1. 环境安全。

2. 用物：颈托、脊柱固定板（配头部固定器）或铲式担架（固定头部的物品）、固定带；检查工具性能。

3. 护士：与医生一起完成（3人配合操作）；洗手，戴口罩、帽子、戴手套。

4. 患者：听从医务人员指令。

五、操作

1. 双手牵引头部恢复颈椎轴位线：操作者A用示指置患者胸骨正中指引，操作者B用头锁法调整颈部位置到正中位，稍微开放气道。

2. 上颈托，准备脊柱板：操作者B继续用头锁法固定头部，操作者A给患者上颈托；操作者C准备脊柱固定板，并将脊柱板放置患者一侧（操作者A的对侧）。

3. 使患者侧翻：操作者A用头胸锁固定，稳定后，操作者B用改良斜方肌挤压法固定，稳定后，操作者A放手；操作者B负责发送整体侧翻的指令，操作者A将手伸入患者对侧肩及髋部，操作者C将手伸入患者对侧腰及腘窝，在统一指令下，3人将患者整体侧翻。

4. 放置脊柱固定板（尽可能贴近患者），3人统一指令，将患者平放于脊柱板。

5. 操作者A用头胸锁固定，稳定后，操作者B改用斜方肌挤压法，稳定后，操作者A与操作者C各自双手交叉，在操作者B的指令下，3人同步将患者平移至脊柱板中央。

6. 上头部固定器。

7. 上固定带：用担架固定带分别固定双肩、骨盆、双下肢及足部。

8. 确认固定到位后，操作者A才可以放手。

9. 前后担架员同时用力，平稳将患者抬起，担架人员步调一致。

10. 如患者使用铲式担架搬运：不需要将患者整体侧翻身，轻微侧身即可，放入铲式担架；在头颈部空隙处用物品（床单、衣物等）填塞，减少搬运过程中头部移动。

11. 注意事项

（1）抬担架时，患者头部朝向后面的操作者，便于病情观察，上下坡时，患者头在高处。

（2）处理伤情及搬运时：①告诫患者不能随意活动。②需要至少3人配合搬运。③在处理时对患者进行全身从头到脚按顺序快速体检（头部、双瞳孔、颈部、胸部、腹部、会阴、骨盆、四肢），发现危急生命的征象或活动性出血立即处理。④更换固定方式时，操作者先找到支点，再固定患者，以免引起移动。⑤放置铲式担架时，要注意保持患者脊柱轴线状态。

（3）搬运时各种固定手法

头锁：患者仰卧位，操作者双膝跪在患者头顶位置，并与患者身体成一直线，先固定自己双侧肘关节（放在大腿或者地上），双掌放在患者头两侧，拇指轻按其额头，示指和中指固定其面颊，无名指及小指放在其耳下，不可盖住耳朵，不要超过患者耳垂。另一操作者示指指在患者胸骨正中，协助调整患者头颈部到中立位。此手法主要用于患者头颅部固定。

胸背锁：操作者跪在患者身体一侧头肩位置，一手肘部及前臂放在患者胸骨之上，拇指及示指分别固定其面颊，手掌不可遮盖患者口鼻，另一手臂放在其背部脊柱上，手指锁紧枕骨上，双手调整好位置后双手和前臂同时用力。此手法主要用于患者从俯卧位转为仰卧位或端坐位时头颈部固定。

头胸锁：患者仰卧位，操作者双膝跪在患者一侧头肩位置，一手肘部及前臂紧贴患者胸骨之上，手掌固定患者面颊，不可遮盖患者口鼻；另一手肘关节稳定后，手掌固定患者前额。此手法主要用于需要更换手法时固定。

斜方肌挤压法：患者仰卧位，操作者跪在患者头顶部，面对患者，与患者身体成一直线，先固定自己双侧肘关节（放在大腿或者地上）；双手在患者颈部两侧，拇指和四指分开伸展至患者斜方肌，掌心向上，手指指向患者脚的方向，锁紧患者斜方肌，双手前臂紧贴患者头部使其固定。此手法主要用于患者仰卧位平移时头颈部固定。

改良斜方肌挤压法：患者仰卧位，操作者跪在患者头顶位置，面对患者，并与患者身体成一直线，先固定自己双侧肘关节（放在大腿或者地上）；一手如斜方肌挤压法般锁紧其斜方肌，另一手则像头锁般固定患者头部，手掌及前臂须用力将头顶部固定，当患者侧翻身时，其头部正好被操作者挤压斜方肌的手托住而起到保护作用。

六、观察与记录

1. 搬运过程严密观察患者呼吸、心跳和意识变化，发生心跳、呼吸骤停就地抢救。

2. 记录：病情、治疗，受伤部位、原因、程度、措施及效果。

3. 到达目的地后，要与接班者做好详细交接。

七、评价

1. 评估到位，选择搬运方法正确。

2. 操作手法熟练、准确。

3. 搬运过程安全，多人搬运时配合到位，将患者的不适降到最低。

4. 注重人文关怀，患者/家属对操作表示理解和满意。

表2-2-7-1 脊髓损伤患者搬运术操作评分标准（3人操作）

项目		要求	应得分	扣分	说明
素质要求		仪表大方，举止端庄，态度和蔼	2		
		服装、鞋帽整齐	2		
操作前	核对	核对患者信息	2		
	评估	现场环境	2		
		患者病情、体重与躯体活动能力、心理状态、理解合作能力	2		

续表

项目		要求	应得分	扣分	说明
操作前	评估	受伤原因、部位、程度	2		
		搬运距离、搬运者体力、合适的搬运器材	2		
	告知	目的、方法及操作中可能出现的风险	2		
		听从医务人员配合指令	2		
	准备	环境安全	2		
		用物：颈托、脊柱板、头部固定器、固定带，检查工具性能	2		
		护士：与医生一起完成（3人配合操作）；洗手，戴口罩、帽子、手套	2		
		患者：听从医务人员指令配合	2		
操作中	实施	双手牵引头部恢复颈椎轴位线：操作者A用示指置患者胸骨正中指引，操作者B用头锁法调整患者颈部位置到正中位，稍微开放气道	8		

续表

项目		要求	应得分	扣分	说明
操作中	实施	上颈托，准备脊柱板：操作者B继续用头锁法固定患者头部，操作者A给患者上颈托；操作者C准备脊柱固定板，并将脊柱板放置患者一侧（操作者A的对侧）	8		
		使患者侧翻：操作者A用头胸锁固定，稳定后，操作者B改用改良斜方肌挤压法固定，稳定后，操作者A放手；操作者B负责发送整体侧翻的指令，操作者A将手伸入患者对侧肩及髋部，操作者C将手伸入患者对侧腰及腘窝，在统一指令下，3人将患者整体侧翻	10		
		放置脊柱固定板（尽可能贴近患者），3人统一指令，将患者平放于脊柱板	5		

续表

项目		要求	应得分	扣分	说明
操作中	实施	操作者A用头胸锁固定，稳定后，操作者B用斜方肌挤压法，稳定后，操作者A与操作者C各自双手交叉，在操作者B的指令下，三人同步将患者平移至脊柱板中央	5		
		上头部固定器	4		
		上固定带：用担架固定带分别固定患者双肩、骨盆、双下肢及足部	3		
		确认固定到位	2		
		前后担架员同时用力，平稳将患者抬起，担架人员步调一致	2		
操作后		搬运过程严密观察患者呼吸、心跳和意识变化，发生心跳、呼吸骤停就地抢救	4		
		记录：病情、治疗，受伤部位、原因、程度、措施及效果	3		
		到达目的地后，要与接班者做好详细交接	2		

续表

项目	要求	应得分	扣分	说明
评价	评估到位，方法正确，手法熟练，多人配合时，将患者的不适降到最低；患者未出现操作不当导致的并发症；标识清楚、记录准确；注重人文关怀，患者/家属对操作表示理解和满意	8		
提问	理论知识	10		

第八节　全自动洗胃机洗胃术

一、核对

1. 患者信息、医嘱。
2. 注意事项：至少同时使用2种患者身份识别方式。

二、评估

1. 病情、意识、瞳孔、心理状态及合作能力。
2. 中毒的毒物种类、量、中毒时间。
3. 既往史、口腔黏膜情况及相关疾病。

4. 有无禁忌证。

5. 检测洗胃机性能良好。

6. 相关知识

（1）洗胃的禁忌证：①强酸、强碱等有腐蚀性毒物中毒者。②伴有上消化道出血、食管静脉曲张、主动脉瘤、严重心脏疾病者。③中毒诱发惊厥未控制者。

（2）服毒病情危重者，首先维持呼吸、循环，再洗胃。

（3）服毒后6小时内洗胃效果最好。

（4）根据服毒药物选择洗胃液。

三、告知

1. 洗胃术的目的、步骤。

2. 操作中可能出现的风险。

3. 教会患者合作的方法。

4. 签署护理操作知情同意书。

5. 注意事项：病情危急时边操作边向患者/家属解释。

四、准备

1. 环境：拉好床帘或放置屏风。

2. 用物：洗胃机（含连接管1套、清洁桶1个、污物桶1个）、20-28F胃管、防咬合器、牙垫、治疗包（止血钳1个、镊子1个、弯盘1个、治疗碗1个）、无菌石蜡油、纱布、胶布、听诊器、50mL灌注器、标本瓶、洗胃液、治疗巾。

3. 护士：洗手，戴口罩、帽子、手套，穿一次性隔离衣（或橡胶围裙）。

4. 患者：为患者取合适体位；在颈部、胸部铺治疗巾；置弯盘于口角处。

5. 注意事项

（1）一次性洗胃专用胃管配有防咬合器，可有效防止插管过程中患者咬住胃管，提高插管成功率。

（2）洗胃液温度25～38℃，毒物未查明前用温开水。

（3）必要时备好吸引器，当洗胃过程中出现呕吐时，便于清理，防止误吸。

（4）患者体位：轻症患者取坐位或半坐卧位；较重患者取左侧卧位；昏迷患者取平卧位，头偏向一侧。

（5）患者有躁动无法配合时可适当约束。

（6）有活动义齿者予取下。

五、操作

1. 携用物至床旁；核对患者信息及医嘱。

2. 测量并标记胃管应置入长度。

3. 检查润滑胃管：用灌注器注入温开水或空气，检查胃管是否通畅；用石蜡油润滑胃管前端10～15cm。

4. 置防咬合器于唇齿处，操作者一手固定。

5. 插管：戴无菌手套经口插入胃管，插入会咽部（10～15cm）稍停，嘱患者吞咽，随吞咽送管至预定长度。

6. 确定胃管在胃内后，取出防咬合器，用胶布将牙垫与胃管固定好。

7. 抽出胃内容物：用灌注器抽出胃内容物，毒物不明者留取标本送检。

8. 将胃管固定好备用。

9. 洗胃：将胃管与洗胃连接管相接，按“开始”键，机器开始进行自动冲洗。

10. 停止洗胃：当洗出液澄清无味时，在“出液”快结束状态下按下“停止键”，分离胃管与连接管。

11. 拔管：根据医嘱是保留或拔除。

12. 整理：整理患者床单位，协助患者取合适卧位；整理用物。

13. 机器终末消毒处理。

14. 注意事项

（1）置入胃管长度：前额发际至剑突。

（2）昏迷患者插管至10～15cm，抬起头部，使下颌骨尽可能贴近胸骨，送管至预定长度。

（3）插胃管过程中患者出现呛咳、呼吸困难、发绀等情况，则为胃管误入气道，应立即拔出，休息片刻后再插。

（4）插入过程中动作要轻柔，以免损伤食道黏膜。

（5）注意不同的洗胃机型号使用流程略有不同。

（6）洗胃时一次灌入的量以300～500mL为宜，灌入的量过多可引起急性胃扩张，胃内压上升，促进毒物吸收；洗胃液总量遵医嘱一般为2～5L，反复清洗，直至水清、嗅之无味，洗胃原则为“先出后入、出入量基本相等”。

（7）洗胃液的温度要控制在25～38℃，温度过高可使血管扩张，加速毒物的吸收，过低可刺激肠蠕动将毒物推向远端。

（8）洗胃过程中密切关注生命体征及患者主诉、出入量是否平衡及腹部情况，如遇到疼痛、出血或休克现象，立即停止操作，通知医生，配合抢救，并详细记录。

（9）洗胃过程中如出现水流缓慢或不流等阻塞现象，应按“手吸、手冲键”或者“液量平衡键”（不同机型操作不同）。

（10）停止洗胃后应及时关掉洗胃机，防止大量空气被灌入胃内导致胃破裂。

六、观察与记录

1. 观察病情，记录生命体征。

2. 记录：洗胃液的名称、量；洗出液的颜色、气味、性质、量；标本送检时间。

3. 洗胃过程中患者的主诉及病情变化，洗胃效果。

4. 幽门梗阻者记录胃内滞留量。

七、评价

1. 操作熟练、准确。

2. 操作过程中观察病情到位，出现异常情况能够及时发现并做出正确的处置。

3. 注重人文关怀，患者/家属对操作表示理解和满意。

表2-2-8-1　全自动洗胃机洗胃术操作评分标准

项目	要求	应得分	扣分	说明
素质要求	仪表大方，举止端庄，态度和蔼	2		
	服装、鞋帽整齐	2		

续表

项目		要求	应得分	扣分	说明
操作前	核对	双人核对医嘱，床旁核对患者信息	3		
	评估	病情、意识、瞳孔、心理状态及合作能力	3		
		中毒的毒物种类、量、中毒时间	3		
		既往史、口腔黏膜情况及相关疾病	2		
		有无禁忌证	2		
		检测洗胃机性能良好	2		
	告知	洗胃术的目的、步骤及操作中可能出现的风险	3		
		教会清醒患者合作的方法	2		
		签署护理操作知情同意书	2		
	准备	环境：拉好床帘或放置屏风	2		

续表

项目		要求	应得分	扣分	说明
操作前	准备	用物：洗胃机（含连接管1套、清洁桶1个、污物桶1个）、20-28F胃管、防咬合器、牙垫、治疗包（止血钳1个、镊子1个、弯盘1个、治疗碗1个）、无菌石蜡油、纱布、胶布、听诊器、50mL灌注器、标本瓶、洗胃液、治疗巾	3		
		护士：洗手，戴口罩、帽子、手套，穿一次性隔离衣（或橡胶围裙）	2		
		患者：为患者取合适体位；在颈部、胸部铺治疗巾；置弯盘于口角处	2		
操作中	实施	携用物至床旁，核对患者信息、医嘱	2		
		测量并标记胃管应置入长度	2		
		检查润滑胃管：用灌注器注入温开水或空气，检查胃管是否通畅；用石蜡油润滑胃管前端10～15cm	2		

续表

项目		要求	应得分	扣分	说明
操作中	实施	置防咬合器于唇齿处，操作者一手固定	2		
		插管：戴无菌手套经口插入胃管，插入会咽部（10～15cm）稍停，嘱患者吞咽，随吞咽送管至预定长度；确定胃管在胃内后，取出防咬合器，用胶布将牙垫与胃管固定好	3		
		抽出胃内容物：用灌注器抽出胃内容物，毒物不明者留取标本送检	3		
		将胃管固定好备用	2		
		洗胃：将胃管与洗胃连接管相接，按“开始”键，机器开始进行自动冲洗；洗胃过程密切关注出入量平衡及患者病情	12		
		停止洗胃：当洗出液澄清无味时，在“出液”快结束状态下按下“停止键”，分离胃管与连接管	5		

续表

项目		要求	应得分	扣分	说明
		拔管：根据医嘱是保留或拔除	2		
操作后		整理：整理患者床单位，协助患者取合适卧位；整理用物	2		
		机器终末消毒处理	3		
		观察病情，记录生命体征；观察洗胃过程中患者的主诉及病情变化，洗胃效果	4		
		记录：洗胃液的名称、量；洗出液的颜色、气味、性质、量；标本送检时间	3		
评价		操作熟练、准确；体现人文关怀，患者/家属对操作表示理解和满意	4		
		操作过程中观察病情到位，出现异常情况能够及时发现并做出正确的处置	4		
提问		理论知识	10		

第九节　心电图操作术

一、核对

1. 患者信息、医嘱、申请单信息。

2. 注意事项：至少同时使用两种患者身份识别方式。

二、评估

1. 环境、患者病情、意识及合作程度、皮肤情况。

2. 有无酒精过敏史。

3. 注意事项：病情危急时边操作边向患者/家属解释。

三、告知

1. 目的、步骤。

2. 教会患者合作的方法。

3. 操作中的不适。

4. 注意事项：病情危急时边操作边向患者/家属解释。

四、准备

1. 环境：拉好床帘或放置屏风。

2. 用物：心电图机（检查机器性能）、酒精（或其他媒介）、纱布（或棉签）、必要时准备备皮刀。

3. 护士：洗手，戴口罩、帽子，必要时戴手套。

4. 患者：取平卧位，去除手表、鞋袜。

5. 注意事项

（1）酒精过敏者可选用耦合剂或者温水做媒介。

（2）胸部毛发过多，予以剃除。

五、操作

1. 核对患者信息及申请单。

2. 协助患者取平卧位，暴露皮肤。

3. 用酒精纱块（棉签）涂于患者双手腕内侧、双足内踝、胸部安放电极位置的皮肤。

4. 按照标准位置放置各个导联并且连接紧密（怀疑有后壁心梗患者首次加做$V_7 \sim V_9$）。

5. 检查，确认放置位置准确。

6. 按照仪器操作流程完成描记。

7. 查看心电图，确认描记符合要求。

8. 取下胸部电极，撤肢体导联线。

9. 擦净患者皮肤，整理衣物，协助取合适卧位。

10. 整理床单元及用物，感谢患者配合。

11. 相关知识

（1）肢体导联安放位置（上肢电极板固定于腕关节上方内侧3cm处，下肢电极板固定于胫骨内踝上方7cm处）：RA红色—右上肢，LA黄色—左上肢，RL黑色—右下肢，LL绿色—左下肢。

（2）胸导联安放位置：

V_1导联：胸骨右缘第4肋间

V_2导联：胸骨左缘第4肋间

V_3导联：V_2与V_4连线的中点

V_4导联：左锁骨中线与第5肋间相交处

V_5导联：左腋前线V_4水平处

V_6导联：左腋中线V_4水平处

V_7导联：左腋后线V_4水平处

V_0导联：左肩胛线V_4水平处

V_9导联：左脊柱旁V_4水平处

V_{3R} ~ V_{5R}导联：电极放置位置为右胸部与V_3 ~ V_5对称处

（3）如女性乳房下垂者，在安放胸导联时，应托起乳房，将电极安放在乳房下缘胸壁上，而不应该安置在乳房上。

（4）操作过程中密切观察病情，烦躁患者注意制动。

（5）描记心电图时注意检查各导联有无脱落。

六、观察与记录

1．在心电图单上标记患者的床号、姓名、性别、年龄。

2．查看心电图结果，报告医生。

七、评价

1．操作准确、熟练。

2．注重人文关怀，患者/家属对操作表示理解和满意。

表2-2-9-1　心电图操作术操作评分标准

<table>
<tr><th colspan="2">项目</th><th>要求</th><th>应得分</th><th>扣分</th><th>说明</th></tr>
<tr><td colspan="2" rowspan="2">素质要求</td><td>仪表大方，举止端庄，态度和蔼</td><td>2</td><td></td><td></td></tr>
<tr><td>服装、鞋帽整齐</td><td>2</td><td></td><td></td></tr>
<tr><td rowspan="2">操作前</td><td>核对</td><td>患者信息、医嘱、申请单</td><td>3</td><td></td><td></td></tr>
<tr><td>评估</td><td>环境、患者病情、意识及合作程度、皮肤情况</td><td>3</td><td></td><td></td></tr>
</table>

续表

项目		要求	应得分	扣分	说明
操作前		有无酒精过敏史	1		
	告知	目的、步骤及操作中的不适	3		
		教会患者合作的方法	2		
	准备	环境：拉好床帘或放置屏风	2		
		用物：心电图机、检查机器性能、酒精（或其他媒介）、纱布（或棉签）、必要时准备备皮刀	6		
		护士：洗手，戴口罩、帽子，必要时戴手套	2		
		患者：取平卧位，去除手表、鞋袜	2		
操作中	实施	核对患者信息及申请单	3		
		协助患者取平卧位，暴露皮肤	2		
		用酒精纱块（棉签）涂于患者双手腕内侧、双足内踝、胸部安放电极位置的皮肤	3		

续表

项目		要求	应得分	扣分	说明
操作中	实施	按照标准位置放置各个导联并且连接紧密（怀疑有后壁心梗患者首次加做V_7～V_9）	20		
		检查，确认放置位置准确	3		
		按照仪器操作流程完成描记	10		
		查看心电图，确认描记符合要求	4		
		取下胸部电极，撤肢体导联线	2		
操作后		整理：擦净患者皮肤，整理患者床单位，协助患者取合适卧位；整理用物	2		
		在心电图图纸上标记患者的床号、姓名、性别、年龄	2		
		查看心电图结果，报告医生	3		
评价		操作准确、熟练；注重人文关怀，患者/家属对操作表示理解和满意	8		
提问		理论知识	10		

参考文献

[1]尤黎明,吴瑛.内科护理学[M].6版.北京:人民卫生出版社,2017.

[2]孙玉梅,张立力.健康评估[M].4版.北京:人民卫生出版社,2017.

[3]李小寒,尚少梅.基础护理学[M].6版.北京:人民卫生出版社,2017.

[4]万学红,陈红.临床诊断学[M].3版.北京:人民卫生出版社,2015.

[5]胡敏,朱京慈.急危重症护理技术[M].北京:人民卫生出版社,2011.

[6]彭刚艺,刘雪琴.临床护理技术规范[M].2版.广州:广东科技出版社,2013.

[7]张葆樽,安得仲.神经系统疾病定位诊断[M].3版.北京:人民卫生出版社,2006.